生活支援の場の
ターミナルケア

介護施設で死ぬということ

Takaguchi Mitsuko
高口光子

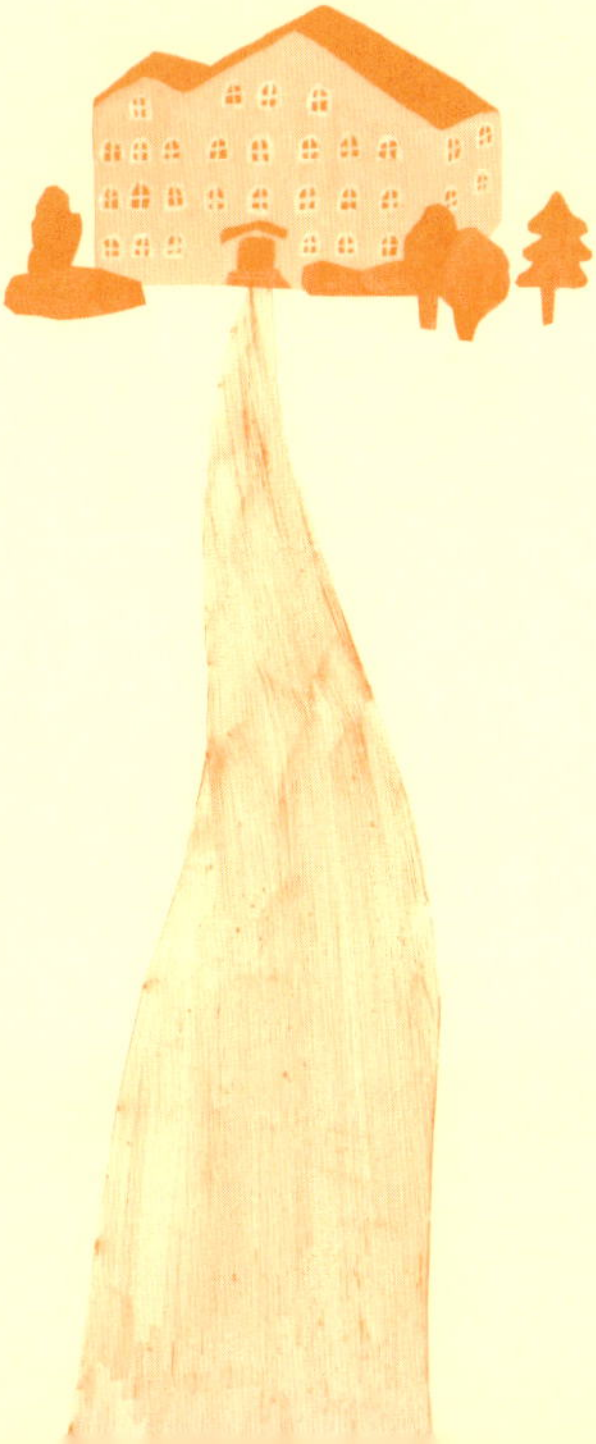

介護Library

講談社

はじめに

人口動態統計（厚生労働省、２０１５年）によると、日本国民がどこで亡くなったかを示す主な割合は、病院76・6パーセント、自宅12・7パーセント、介護施設8・6パーセントという結果となっています。

病院で死ぬということは、懸命な治療の結果として亡くなるということ。

自宅で死ぬということは、住み慣れたわが家で家族に囲まれ、家族の一員として亡くなるということ。

それでは、介護施設で死ぬとはどういうことでしょうか。

施設には、徹底した治療を目的とする医療は存在しません。

自宅を離れ、赤の他人と慣れない集団生活を繰り返す。そんなところで亡くなるなんて情けないことだと思う方もいらっしゃるかもしれません。

私が、介護施設で人の死を見届ける大切さを改めてとらえることができたのは、母を亡くしたときでした。

母は、気づいたときには末期のがんで、繰り返し行われる検査と熱心な治療の中で、いわゆる〝手の施しようがない〟まま、入院から2ヵ月もたたないうちに、病院で亡くなりました。

死後の処置を済ませて病室を出ていくとき、私は身内を失った気弱さから、「ここの病院のスタッフは、誰も母のことを思い出すこともないのだろうな」と思い、なんとも寂しい気持ちに襲われました。

毎日のように患者が入れ替わる病院では当然のことであり、また、皆さんが母に対して精一杯の手を尽くしてくださったことに感謝の気持ちを抱きながらも、複雑な思いのまま、地下の霊安室で迎えの車を待っていました。

そのとき、私が面会に行くたびに母が話題にしていた仲良しの看護師さんが、勤務の合間に駆けつけ、

「照子（母の名前）さんは、明るくて素敵な方でした。照子さんと話していると、いつも私のほうが励まされたんです。ありがとうございました」

と言い、母の遺体に手を合わせてくれました。

それだけで私は気持ちが落ち着きました。「短い間ではあったけれど、母はひとりの人としてここにいたんだな」と思えたからです。

家族以外の人が、自分の大切な身内をわずかでも人として思ってくれていた。これだけで、最後に何もできなかった〝娘〟は救われました。

そして改めて、介護施設でひとりの人を最後まで見届けるときに何が大切かを教えられました。

病院の素晴らしいところは、昨日今日出会った人でも、その命を見届けることができるところです。介護施設で、それはできません。けれど、食事、排泄、入浴といった具体的な生活行為を通じて培った人間関係の中で、ひとりの人として、最後まで見届けることはできます。

病院で死ぬということは、病名で死ぬということです。

施設で死ぬということは、職員との人間関係をもって、ただひとつの〝私〟の名前で見送られるということです。そこで尊重されるのは、父や母という家族の中での立場だけでなく、今、あるがままの〝私〟という立場です。

この介護現場でのあり方が、社会一般の皆さんにあまりに知られていないことが、施設での生きにくさ＝死ににくさとして認識されているのではないかと思い、施設での看取りの詳細を紹介しようと考えました。

生まれる場所は自分で選べませんが、死に場所は自分で選ぶことができます。その選択の視点を広げるために、この本を通して、施設でのターミナルケアの実際をお伝えできればと思います。

本書に登場する人や出来事は、実際に私が出会い、体験したことばかりです。ただし個人名はすべて仮名にしています。

介護施設に入居したお年寄りと職員は、どんなふうに日々を積み重ねていくのか。そして終末期を迎えたときに、家族はどんなことに悩み、迷うのか。それに対して私たちはどんなふうに寄り添えるのか。介護施設ではどんな看取りができるのか……といったことについて、私自身の経験に基づいて書き並べました。

さらに、本文中に書ききれなかった介護に対する思いやこだわり、あるいは介護施設の舞台裏について、各章末に設けた「現場の本音」というコーナーで紹介しています。

人の生き方＝死に方はひとつとして同じものはなく、ターミナルケアを簡単にパターン化して分類することはできません。それでも私自身の、介護施設での経験を書き出してみることで、施設でのターミナルケアに必要なことが何かしら見えてくるのではないかと考えました。

読者の皆さんの中には、納得できない、大いに疑問の残る事例や考え方があるかもしれません。

まずは介護施設という、当事者以外はなかなか知り得ない現場の実際を知っていただき、本書が、これからの施設におけるターミナルケアを皆さんと一緒に考えるきっかけになれば幸いです。

介護の毒は、孤独です。周囲の人に関心さえもってもらえない介護の中にある家族や職員は、孤独の中で疲れ果ててしまいます。

ぜひ、施設でのターミナルケアがどんなふうに行われるのか、職員はどんな思いでお年寄りに接しているのかを知ってください。

最後に、本書の中で事例として紹介することを快諾してくださいましたご家族の皆さまに、心より感謝いたします。

髙口光子

生活支援の場のターミナルケア

介護施設で死ぬということ

もくじ

はじめに ……… 001

第1章 最期をどこで迎えるか ――「生ききる」ことを支えるケア

第2章 親の死に方を子どもが決める ――揺れる家族の思い

第3章 命を最後まで支え抜く ――施設で出会ったそれぞれの看取り方

装　丁　谷口博俊
(next door design)
カバー・扉イラスト　あずみ虫
編集協力　伊藤淳子

第１章

最期をどこで迎えるか

「生ききる」ことを支えるケア

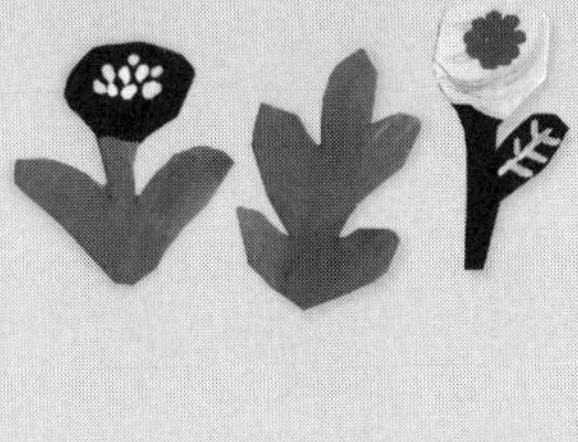

介護の現場で人の死を看取るとはどういうことか

介護保険が導入されて以降、介護老人保健施設（老健）、特別養護老人ホーム（特養）、グループホームといった介護施設で人を看取ることが、公的にも法的にも認められるようになりました。

こうした施設は、入居者の「生活支援の場」です。身体機能が衰えて体を自由に動かすことが困難になったり認知症を発症したりして、食事、入浴、排泄、その他の日常生活にさまざまな支障をきたすようになったお年寄りが、できるだけあるがままにその人らしく暮らしていけるように手助けをする役割を担っています。

ですから介護施設におけるターミナルケアとは、生活支援の場で人の最期を見届けるということです。これは、まず病気を治すという目的があり、その目的が果たせず患者さんがお亡くなりになった場合の、病院での「死の看取り」とは大きな違いがあります。

その人らしい生活を最後まで支え抜く

では、施設という生活支援の場で人の最期を見届けるとはどういうことなのでしょうか。

一口に言えば、現在施設で暮らしているお年寄りのその人らしい生活を最後まで支え抜くということ、一般に言われているＱＯＬ（生活の質）を守るということです。

その人らしい生活のベースには、まず、あたりまえの生活というものがあります。読者の皆さんに「昨日どのようにして過ごしましたか？」と尋ねたら、おそらく全員から違う答えが返ってくるはずです。ただし、ほとんどの人に共通していることもあります。たとえば朝目覚めること、今日これから起きるであろう出来事を思い浮かべながら着替えや洗面などの身繕いをすること、おなかを空かせてごはんを食べること、おしっこやうんこをしたいと感じたときに排泄すること、ゆっくりとお風呂に入ること、親しい人と語り合うこと、そして夜になったら「ああ、寝るのがいちばん」と言って床に就くこと……。

これらがあたりまえの生活の具体的な中身です。それに加えて、人それぞれにさまざまなこだわりをもっています。

「朝目が覚めたらすぐに歯を磨きたい」というおじいさんもいれば、「歯磨きは必ずごはんを食べた後で」というおばあさんもいます。「お風呂に入ったら、湯ぶねに浸けたタオルで耳の後ろをこすりたい」というおばあさんもいれば、「湯ぶねにタオルを浸けるなんてもってのほかだ！」と思っているおじいさんもいます。これらはどちらがいいか悪いかという問題ではありません。その人がそれまでの人生を通して培ってきた生活習慣、その人ならではのこだわりなのです。

そして、あたりまえの生活と人それぞれのこだわりの2つによって、その人の暮らしが成り立っています。

私は、生活支援の場ではあたりまえの生活はもちろんのこと、人それぞれの生活習慣やこだわりも大切にしなければならないと考えています。なぜなら、それが個人の尊厳や尊重に直結するからです。

個人の尊厳・尊重というといささか大げさに聞こえるかもしれませんが、言い換えればある個人が別の個人を、人として大切にするということです。何をどう大切にするのかといえば、その人がいままで生きてきた人生や生活の中でこだわってきたこと、大切にしてきたことを、その人がどんな状態になっても一緒に続けていく、または続けていけるようにする、ということです。

ところが年齢を重ねるにつれて、あたりまえの生活やその人らしい生活を脅かす事態が生じます。目が見えない、耳が聞こえない、手足が動かない、自分の子どもを見ても誰だかわからない、といった不具合です。こうした身体の障害、精神・知的の障害、視聴覚の障害、内臓が正常に働かなくなる内部障害を総称して「機能障害」と呼んでいます。

機能障害がその人らしい生活を脅かすのであれば、それらの障害をなくす、あるいは軽減することによってそれに対抗するという考え方があります。ですから、この考え方に基づいて「治療」という行為を行うのが医療の現場です。この医療現場での目標は治癒または回復です。つまり、その人をもとの状態（いわゆる正常）に戻すということが最高の価値をもちます。そのために手術や投薬などの処置、機能回復のためのリハビリテーション訓練などが行われます。

老いて病んで死んでいく人の価値を決めるものは？

ただし、医療現場で第一に優先されるのは「命を守る」ということです。人が生きるか死ぬかの瀬戸際で、その命を守ろうとする仕事はきわめて重要です。実際、日本では多くの国民が医療の恩恵にあずかっています。そして、医療技術の発達・発展にともない、昔なら死んでいた人が生き延びることができるようになりました。これはたいへん素晴らしいことです。

ところが、命だけは助かったけれど新たな機能障害が生じたり、もともとあった機能障害がより重くなったりすることがあります。患者さんが高齢であれば、その可能性はより高くなります。

「私、脳卒中や肺炎の治療は終わりました。でも、目が見えないんですよ。手足が動かないんですよ。息子が誰だかわからないんですよ、自分で食べられないしトイレにも行けないんですよ。そんな私がどうやって生きていけばいいんですか？　生きていく意味、ありますか？」

お年寄りの皆さんは、それを全身で聞いてきます。目はうつろで、寝返りひとつ打てない全介助レベルのおじいさんも、一日中手をたたいてよだれをダラダラ流し、「ぽっぽっぽ、鳩ぽっぽ」と歌っているおばあさんも、全身で聞いてくるんです。

「老いて病んで、ただ死んでいこうとしている私に、お前たちはなんで近づこうとするんだ」と。

この問いに、私たち介護者は応えていかなければなりません。私はそこに医療技術がここまで発達した現代ならではの、新しいニーズがあると感じています。

ここで再び考えてみてください。老いて病んで、ただ死んでいく人たちの価値は何によって決まると思いますか?

それは、そのお年寄りが「出会った人」で決まります。

お年寄りの今までの生き方を無視して数や量として扱うのか、やっかい者として排除するのか、それとも、ひとりの大切な人として最後まで見届けるのか。つまりお年寄りがどんな最期を迎えるかは、そのお年寄りが誰に出会ったかで決まるのです。生活支援の場におけるターミナルケアでもっとも重要なのはこの一点です。

手ごわい認知症のおじいさんは、こんな職員と出会った!

私が勤務している施設に、認知症の典型のようなおじいさんが入居していました。

昼夜を問わず施設内を徘徊し、大声を出し、ところかまわず放尿するわ、気に入らないことがあると職員に暴力をふるうわで、「介護なんかできないよ。出て行ってもらおう!」と職員たちの大ブーイングが起きたこともありました。それでも何とか踏みとどまって職員たちが受け入れ続けたのは、施設に来る前、手に負えないこのおじいさんの面倒を70歳過ぎたおばあさんがたったひとりでみていて、苦労の末に、困り果てて私たちの施設にやって来たことを、ケアマネジャーからの申し送りで知っていたからです。

「奥さんがここまで頑張ったのだから、私たちだって、もう少し頑張ろうよ」とお互いに声をかけ合っていました。

そんなふうに、しばらくは元気いっぱいに暴れ回り、職員たちをさんざん手こずらせたおじいさんは、数年後に風邪をこじらせて肺炎を起こし、病院に入院しました。幸い肺炎は2週間ほどで完治しましたが、退院して戻ってくると一日中ボーッとしています。おまけに病院では治療のために絶食していたので、自分から物を食べようとしなくなりました。

職員がこのおじいさんの肩を揺すり、一所懸命に食べてもらおうとします。

「じいちゃん、もう一口食べて。今食べないとチューブ（経管栄養、67ページ）になっちゃうよ」

その様子を見ていた別の職員が言いました。

「じいちゃん、大声出してよ。歩き回ってよ。警察くらい呼んでこいよ！」

あれほど嫌だった大声です。職員みんなが振り回され、たいへんな思いをさせられた徘徊です。勝手に施設を抜け出し、「お宅のおじいさんを預かっています」という警察からの電話に大騒動したこともありました。それをもう一度やってみせてくれと言うんです。このおじいさんは最後にこんな職員たちと出会いました。

認知症のお年寄りが抱える恐さは、記憶が障害される恐さです。記憶が障害されるということは、自分が自分を忘れるということ。自分が他人から忘れられるということ。それはいないも同じ、「死んだ」も同然です。おじいさんの「自分を忘れたくない」「私を忘れられたくない」「私を生きていたい」という思いが、大声や徘徊という行動を引き起こしていることを、現場の職員たちは知っています。

「私はおじいさんに生きていてほしい。だから、おじいさんの生きたいという気持ちを、もう一度見せてよ」

おじいさんの思わぬ行動の一つひとつに振り回されていた日々、あのとき、おじいさんと職員はともに生きていました。だからこそ職員たちはもう一度ともに生きたいと願い、その気持ちが「大声出してよ」「歩き回ってよ」という言葉になったのです。

機能障害が、その人の「個性」になった瞬間です。

機能障害が個性になっていくプロセスをともに生きる

機能障害は、もちろんはじめからその人の個性だったのではありません。個性になっていく過程があります。医療技術では治らない機能障害が、お年寄りの生きにくさ、生活のしにくさとしてその人を苦しめている、まさにそのときに私たち介護職と出会ったとしたらどうでしょう。

私たちは、治らない機能障害がある人は、人としてダメなんじゃなくて、その治らない機能障害も含めて、それがあるがままのその人なのだと考えます。「そのあるがままの自分で生きていくのがつらいとか、悲しいだなんておかしいよ」

それが生活支援の場で働く私たちの立ち位置です。この、機能障害が個性になっていく過程を踏む時間と場所が、私たちのいる生活支援の現場なのです。

病院で人が死ぬということは、病名で死ぬということです。「3号室の肺炎の方が亡くなりました」「特別室の胃がんの方が死亡しました」というように。そこに個別の患者に対する人生にまでおよぶ特別の思い入れを望むことは、なかなか難しいでしょう。ただし病院のすごいところは、昨日今日出会った人でも、その命を見届けることができるということです。言い換えれば、その人の体の状態を瞬時に把握し、そのときどきに必要な医療を、その人が亡くなるまで提供しつづけるということです。これは介護施設では不可能なことです。

一方、生活支援の場である介護施設で人が死ぬということは、たったひとつの、その人だけの固有名詞で見送られるということです。私たち介護職員はひとりの入居者であるこのおじいさんと、1年、3年、5年、10年……という歳月をともに過ごす中でいくつものエピソードを積み重ね、最後はかけがえのないたったひとりの「○○さん」として見送ることができます。

その点が、医療現場で亡くなられることと、生活支援の場の看取りとの決定的な違いです。

子どもが親を介護施設に預ける選択をするとき

私は理学療法士として病院に勤務した後、介護職に転じて特別養護老人ホームで働き、現在の介護老人保健施設に移って10年以上になります。そうして30年以上、医療と介護の現場に身を置いてきました。

その間、実にたくさんのお年寄りと出会いましたが、どの人にも共通して言えることがあります。

皆さんそれぞれに日々の生活を営み、家庭では妻や母、あるいは夫や父として、また地域においてはひとりの社会人として自分の居場所をつくり上げてきました。ところが、年をとって病気にかかると、これまで積み上げてきた暮らしや居場所が壊される危機に直面します。

病気は治っても今まで通りの生活ができなくなる

病気にかかって入院すれば、手術や投薬などの治療や、病気によって不自由になった身体機能を回復するためのリハビリテーション訓練が行われます。そうして一定の治療を終えると晴れて退院の運びになります。

ところが、たとえば脳卒中の危機的な状態は脱したけれど、手足が不自由になったとか、骨折は治癒したけれど歩行が困難になったとか、肺炎は治ったけれど認知症が進んで大事なことを次々に忘れていく、といった状態になる人がいます。つまり、病気は治ったけれどもとの体には戻れないという現実に直面します。

そんな状態で退院すれば、たちまち生活に支障をきたします。これまでは手足が動いてしっかり歩くことができ、物事をしっかり覚えることができた上で成り立っていた生活です。それができなくなったということは、今まで通りの生活を送ることができなくなるということです。

親に守られてきた子が親を守る立場に変わる

そのとき子どもは、はじめて気がつきます。「退院しても、親はもとの体で戻ってくるのではない」ということに。そうなると、かつては親に守られ育てられた立場から、今度は自分が親の老いと自立（51ページ参照）を守っていくというふうに、立場が変わらざるを得なくなります。

こうした事実を受け入れることができないと、たいへんな混乱をきたします。中には「自分で何でもできていた強い立派なお父さん」や「明るくて世話好きだったお母さん」がそうではなくなると、これまでの親子関係が全部否定されたような気になる人もいるでしょう。

その気持ちが特に強くなるのが、親が認知症になった場合です。思いもよらないチグハグな行動や発言を繰り返す親を見ると、「こんな人、私の親じゃない！」と、親の存在までも否定したくなってしまうことさえあります。

そうした状況の中でも、親の老いと自立を守っていく立場として考えなければならないのが、今後の親の生活です。親と同居している場合は、親を含めた家族の生活をどうするかということです。食事、排泄、入浴といった身の回りのことが自分で一通りできた上で成り立っていた、これまでの生活とは変わらざるを得ません。

手足が不自由になったり、物の名前や時間、場所がわからなくなってしまったりした親をひとりにはしておけない。かといって自分たちには仕事もあるし、子育てもある……といった状況の中で、親と一緒に暮らす形がどうしても見えてこない。この事実に直面したとき、子どもは親を介護施設に預けることを考え始めます。

介護施設で提供される3つの介護サービス

介護施設で提供される介護サービスの代表的なものに、日帰りでお年寄りを預かる「デイサービス」、数日から数週間程度預かる「ショートステイサービス」、そして生活の場を自宅から施設に移す「入居」という形のサービスがあります。

デイサービスやショートステイサービスは、上手に利用すれば家族の介護負担を精神的にも肉体的にも軽くすることができます。

デイサービスの場合は生活サイクルを週単位で考えます。たとえば週に1日か2日ほど親をデイサービスに預けて日中に自由になる時間をつくれば、溜まった家事をしたりリフレッシュするために外出することができます。

ショートステイサービスの場合は生活サイクルを1ヵ月単位で考えます。たとえば「月末は決算で仕事が忙しいから1週間だけ預けよう」といった利用のしかたが可能です。また、「親戚の結婚式に泊まりがけで出席しなければならない」といったイレギュラーな事態にも対応できます。

上手に利用するコツは、介護者である家族がストレスを溜め込んで疲れ果てたり病気になったりすることを防ぐために、早い時期からこうしたサービスを介護に取り入れることです。逆に、介護者がギリギリまで頑張って、疲れ果てたり病気になったりした後に利用するのは上手なやり方ではありません。

さてこのように、親に一時的に家庭以外の場所で過ごしてもらうデイサービスやショートステイサービスは比較的抵抗なく利用できても、入居という形で自分たちの生活から親を切り離してしまうことに対しては、すんなり決断できない人も少なくありません。「自分の親を、お金を払ってまで他人に預けるなんてことをしてもいいのだろうか……」と、多くの人が悩みます。中には親を施設に預けることに罪悪感を抱く人もいます。

重視するのは食事、排泄、入浴

一方、私たち介護サービスを提供する側の役目は、入居したお年寄りが安心して過ごせる生活の場をつくっていくことです。「歩けなくたって、手足が自由に動かなくたって、次々にいろんなことを忘れたって大丈夫。あなたはあなただから。あなたが生きているということがいちばんすごいことなんですよ」ということを、生活を通して伝えていくことが仕事です。

そのために一般的な介護施設では、次の3点を介護の現場の基本方針としています。

① 入居者を寝たきりにしない・させないこと
② 入居者が培ってきたこれまでの生活習慣を大切にすること
③ その人の持てる力を活かしていくこと

その方針に立った上で特に重視しているのが食事、排泄、入浴の3点です。できるだけその人の個別の状態に合わせた食事、排泄、入浴を行うことを大切にしています。

それは「寝たまま食べない」「寝たまま排泄しない」「寝たまま入浴しない」ということです。そのためには、たとえば、足が地面について腹圧が十分にかかるように前屈《かが》みの姿勢をつくるために、どんな物が必要なのかを考えて物的環境を整えます。具体的には、背中が曲がっている、膝が伸びきって固まっているといった状態の人たちが、それぞれの状態に応じて前屈みで座る姿勢がとれるように、たとえば椅子の座面の高さを変えたり、座布団やクッションを準備したりします。

そしてその人がどんな動作ができるかできないかをしっかり見ます。私たちは、まずできないことを介助することから、お年寄りに直接関わっていきます。

食べることができないことと食べないこととは違う

「この人は食べることができないよ」

「どうして」

「右手が麻痺しているから」

「じゃあ、不自由な右側に私たちが座って、この人の右手の動きをフォローするつもりで右側から食事介助をしよう」

そうすると、この人は〝食べること〟ができます。ところが介助を続けていると、右側から食事介助しても、食べられないときがあることに気づきます。

「あれっ、今日は食べないな」

「このままじゃ、おなか空いちゃうよ」

「どうして食べないのかな」

「入れ歯が合ってないのかな」

「熱が出ているのかな」

食べることができないということと食べないこととは違う、と気づいて、心配して、考えて、工夫して行うのが介護です。

そうすると、その介護にお年寄りが応えてくれます。

「食べてくれたよ」

「笑ってくれたよ」

この良き体験が、お年寄りと職員との、固有名詞でつながる良き関係を育みます。

最初は偶然のようにして巡り合った、まったくの赤の他人のお年寄りと職員が、食事、排泄、入浴を通じて、人としての関係をもてるようになります。

お年寄りからすれば、目が見えなくても、耳が聞こえなくても、手足が動かなくても、息子の顔がわからなくても、「ここ（施設）には、私の食事、排泄、入浴がある」「私はここにいれば、生きていく方法がある」と実感できます。

どうしたら生きることを肯定できる？

生きていく方法があるとお年寄りが実感するとき、そこには職員、つまり自分以外のもうひとりの人間の存在があります。

ここには私の生きていく方法があると実感してもらうと同時に、「あなたはひとりではない」、ということを伝えるために、現場の職員は介護を繰り返します。

たとえ意識や言語の障害があっても、その人らしい食事、排泄、入浴ができるようにサポートすることを通して、このことを伝えていきます。お年寄りが「私はひとりではない」と実感できるということは、「ここで生きていってもいいんだ」という、自分が生きることへの肯定につながっていきます。

この関わりと展開を私たちは「個別ケア」と呼んでいます。介護の現場で働く者たちは、単なる汚物処理係、人体洗浄係、栄養補給係ではありません。具体的なその人ならではの生活行為をもって、「あなたはひとりではない」ということを毎日の生活の中で伝えきる、人にしかできない仕事をしているのが介護現場の職員たちです。

お年寄りの自己断念が自己実現に変わるとき

お年寄りは体が不自由になり、今まで通りの生活が思い通りにできなくなったとき、「生きていても死んでしまっても、どうでもいい」という心境の中で、たったひとつ「わが子のため」つまり大切な人のために施設に入居されます。それはいわば「大いなる自己断念」です。この自己断念を経て、私たち施設介護職と出会い、もう一回、自分らしく生きていこうという「自己実現」へと展開していきます。これが私たち介護職が目指す「自立支援」です。

私が勤務していた介護施設「星のしずく」には100人のお年寄りが入居していましたが、玄関に鍵をかけていません。出て行きたければいつでも出て行くことができます。それは裏返せばいつでも戻ってこられるところがあるということを、言葉を超えて、お年寄りに具体的に伝えたいからです。家に帰りたいという人がいれば、職員が家までついて行きます。

また、私たちはお年寄りに一切の身体拘束をしません。施設の開設当初は転んでケガをするなどの事故が相次ぎました。だからこそ「身体拘束はしない」という共通の方針を、管理者を含めた職員全員でしっかり共有し、身体拘束をしないからこそ事故が起きない介護を目指してさまざまな工夫をします。

たとえば足もとがふらついて転びやすい人の部屋には、真ん中に手すり代わりのソファーを置くといった身近なところから、一人ひとりの状態に合わせて家具の配置を変えるだけでも、転倒による事故はかなり防げます。

その結果として、お年寄りの個別の状態に応じた、そのお年寄りにとっての快適な部屋ができ上がっていきます。

事故のリスクを防ぎながら、あたりまえの生活を支える

安全のためにと言いながら、手足を縛ったり、鍵をかけて閉じ込めたり、薬で動かなくなるようにしてはいけません。動きを制限するのではなく、その人の「動きたい」「立ちたい」「歩きたい」をその人らしく引き出し、支えるのが

私たちの仕事です。

入居者をずっとベッドに寝かせておけば、事故は起こらないでしょう。立って歩けば転ぶかもしれない、口から食べれば喉に詰まらせるかもしれない、外に出れば交通事故にあうかもしれない……というように、普通のあたりまえな生活をしていれば、事故が起きる可能性はついて回ります。でも、ベッド上で寝たきりの状態のままでは、その人らしさは発揮できません。

私たち介護職は、普通に生きることがすでに「危ない」お年寄りの、普通に生きることを懸命に支える覚悟をもって、日々入居者の皆さんに接していま す。なぜなら、私たちの仕事は一人ひとりのあたりまえの生活を一緒につくることだからです。その人に役立つ物を準備し、その人のために勉強し、練習し、何度も話し合い。ときに「やってみなければわからない」ことを仲間とともに繰り返し、振り返り、お年寄りと一緒に泣いたり笑ったりしながら、「その人らしい生活」をつくっていきます。

お年寄りが、入居した施設で自分らしい生活をつくり上げていくことによって、家族も自分たちらしい生活を再び取り戻すことができます。

生き生きと暮らす親を見れば家族も解放される

親を施設に預けることを決断するまでに、子どもたちはさんざん悩んだり、「私は親を捨てたダメ息子・ダメ娘だ」と罪悪感にさいなまれたりと、さまざまに葛藤しています。

けれど、職員たちが試行錯誤しながら真剣にお年寄りと向き合い、お年寄りが生き生きと暮らしている様子を見れば、家族は解放されたような気持ちになれるのです。「私は親を捨てたのではない。ここを選んだんだ」「これが私たちらしい選択なんだ」と。親の介護に「施設入居」を選んだ意味が納得できたことで、はじめて家族もお年寄りも穏やかな気持ちになれます。

お年寄りにとっての自分らしい生活を職員とともにつくり上げていく過程と、家族と職員との新しい良き関係の2つを台無しにしてしまうのが、身体拘束です。だからこそ介護の現場で身体拘束をしてはならないのです。

ある入居者の息子さんがしばらくたって面会に来られたときに、こんなふうにおっしゃいました。

「私は長男でありながら母をこの施設に入れました。親を捨てたんじゃないかと自分を責めたこともあります。でもここで職員さんと笑顔で過ごす母の顔を見たときに、ここを選んだことは間違っていなかったと、気持ちが安らかになりました。

今、これだけ弱った母を前にして、私には母が何を言っているのか、何をしてほしいのか、まったくわかりません。でも職員さんたちは、まるで母の声がはっきり聞こえるかのように、母が求めていることにさりげなく対応してくれます。母の最期をそういう人に囲まれて見送っていただくことも、息子としての親孝行のひとつではないかと思います。これからますます手がかかると思いますが、どうかよろしくお願いします」

長い時間をかけて少しずつでき上がってきた職員とお年寄りと家族との信頼関係が、やがて迎えるターミナルケアを支えるベースとなっていきます。

自宅での看取りは最善の選択か

終末期をどこで迎えるのか。その選択肢のひとつに自宅があります。できることなら病院でも施設でもなく、住み慣れたわが家で最期を迎えたいと願う人が多いのも事実です。施設でのターミナルケアの詳細を述べる前に、自宅でのターミナルケアについて触れておきます。

在宅に不可欠なのは気力、体力、チーム

自宅でのターミナルケアには3つの要素が不可欠だと思います。その3つとは気力、体力、チームです。

気力とは、自宅でその人の最期を看取ることの意義です。たとえば「この家はおじいちゃんが建てたもので、家族が今日あるのはおじいちゃんが頑張った

おかげ。その大好きなおじいちゃんをこの家で見送るのはあたりまえで、それを支えることができなければ、この先私たちはやっていけない……」というくらい、自宅で看取ることに対してしっかりした意義を感じていること。その思いがそのまま、家族の気力となります。

そして、家族の中の誰かひとりだけが介護の負担を全面的に抱え込むのではなく、家族、親族含めた複数の人で介護の負担を支えていく態勢が整えられること。それがその家族がもっている体力です。

さらに、その気力、体力を補うチームの存在も欠かせません。チームには医師や看護師による訪問医療、ヘルパーによる訪問介護が含まれます。これらの専門職と家族の連携がよくとれていること、つまりチームワークも必須です。

ときどき自宅でのターミナルケアがテレビや雑誌などで紹介されることがあります。その多くの場合、主役はチームの象徴たるお医者さんです。医師といえば特別な存在で近づきがたいというイメージに反して、穏やかな人格者という雰囲気のお医者さんが家を訪ね、ベッド際で膝を折って「おばあちゃん、お変わりないですか?」と優しく声をかける。そんな場面に心を動かされ、「こんな先生がいたら私だって自宅で親を看取ることができそう」と思う人もいるでしょう。

理想と現実のギャップが大きい在宅介護

でも、心優しく何かあればすぐに駆けつけてくれるお医者さんが、いつでもどこでも私たちの身近な存在になるには、まだほど遠いのが現実です。在宅医療に早くからていねいに関わっているお医者さんも確かにいらっしゃいますが、一部の地域では、往診してもらえたとしても「夜は呼ばないでください」とか「そんなにしょっちゅうは来られませんから、ある程度は家族で頑張っていただかないと……」というお医者さんもいらっしゃると聞きます。

肝心の家族にしても、育児に手がかかる小さな子どもがいる、共働きで日中は介護できる人がいない、物理的な問題としてお年寄りの寝る場所がないなど、自宅での介護を困難にするさまざまな事情を抱えている場合が少なくありません。それでも気力と体力とチームのサポートがあれば、困難ははねのけることができます。ただし、この3つの要素のうちどれかひとつでも欠けると、たちまち難しくなります。

もちろん、介護の主体となる人の強い意志があり、さまざまな人の支えもあって困難を乗り越え、自宅でのターミナルケアをやり遂げることが、本当に素晴らしいことには間違いありません。

厚生労働省は医療費や介護保険料の動向と合わせて、在宅介護を推進する方針を定期的に打ち出しています。専門家や文化人の中にも、在宅介護の素晴らしさを主張する人たちがいます。私もそういう声を聞くと、慣れ親しんだ家や地域で最後まで穏やかに過ごすのはたしかに理想的で、在宅介護に関する支援はもっとも重要だと思い、ターミナルケアこそ、自宅で頑張るべきだと思うこともあります。

ですがその一方で、「それにつられるだけではダメだ」と考え直すのです。

なぜなら、前述した3つの条件がそろってはじめて、最後まで充実した介護ができる、つまり自宅でのターミナルケアがまっとうできるケースは、これだけ推奨されてなお、いまだに希《まれ》なことだという現実が続いているからです。中には特定の個人が重い負担を強いられて病気になったり、介護をめぐって家庭内の雰囲気が険悪になったりして、このままいくと家庭崩壊につながりかねないといったケースもたくさん見聞きしてきました。

「自分のため」より「家族のため」

親を施設に入れることや、その結果施設で亡くなられることに対して罪悪感をもつ人が少なくない背景には、在宅ケアを礼賛する声がとても強いことに影響されている面があります。けれど何が良くて何が悪いという問題ではありません。人それぞれに個別の事情を抱えながら、迷い、葛藤した末の選択なら、それがその家族にとっては最善の選択なのです。

「自宅で看取るのは無理だけど、慣れ親しんだ環境と気心の知れた人たちに囲まれて最期を迎えさせたい」ということなら施設でのターミナルケアを選ぶのもいいし、施設で死なせることへの罪悪感がどうしても拭えず、後悔となってしまいそうな場合には、病院をおすすめします。医療という大義名分の下に亡くなったほうが、家族は精神的に楽になれるでしょう。

そして何より、お年寄り本人の気持ちが、もっとも重要です。元気でまだ自分が死ぬという実感がほとんどないときは、多くの人が「慣れ親しんだわが家で、最後まで過ごしたい」と、思われるでしょう。しかしその後、いよいよ体が弱ってきたときには、「家で過ごしたい」という思いと「家族に迷惑をかけたくない」という思いが行き交います。私が出会ったお年寄りの多くは、自分の最後の過ごし方を「自分のために」決めるのではなく、「家族のために」どうするのがいいかを考えて決めているように感じます。家族のためにということが、自分の判断の最たる事項になることが「良いか悪いか」の問題ではなく、それがその人の「生き方」だと、私たちはとらえるようにしています。

年をとるほど、人は自分の生き方を振り返ることが増えてくるでしょう。老いの日々は、自分の生き方を自分で確認する日々です。自分の生き方を自分で受け入れられない人は、本当につらそうに見えます。ですから、家族のために「死に方」を選んだその人の「生き方」を、私たちは支援したいと思います。

介護職とは、介護を通じてその人の「生き方」を支えることが仕事ですから。

ターミナルケアの始まりはいつから？

「おたくの施設には、ここから先がターミナルステージ（終末期）という明確な基準はありますか？」と、ときどき聞かれることがあります。それに対する答えは「ＮＯ」です。

私が考えるターミナルステージの定義は「医療を含めたあらゆる手立てをとったとしても、その人の病気が回復する、あるいは死を免れることができる状態にない」ということです。

ということは、ほとんどのお年寄りが、出会ったそのときから、広い意味ではターミナルステージにさしかかっているということになります。

皆さんご承知のように、臨終を迎える時期はある程度の予測はつきそうですが、実際にはそのときになってみなければわかりません。医師から「今日、明日の命」と言われて早3年になるとか、「検査でこんな数値が出ているのに、生きていらっしゃるのが不思議」と言われながら何ヵ月も同じ状態を保っている、といった人がいます。反対に、本人も含め誰も「死ぬ」なんて思ってもいなかった人が「えっ!!」といった感じで亡くなられることもあります。人間の寿命はこのように不確かなものですから、お年寄りの場合、ここから先はターミナルステージだと明確に線引きすることはできないのです。

ただし施設によっては、「みなしターミナル」という基準を採用しているところもあります。正確な数字は覚えていませんが、全身状態の観察と合わせて週に1度くらいの頻度で体重測定をし、ある一定の期間に体重が何パーセント減るとターミナルステージとみなす、ということです。

ある有名施設で採用された「みなしターミナル」の基準

以前、ターミナルケアで有名な特別養護老人ホームを訪問したことがあります。そこは今から30年ほど前、他の施設に先がけて入居者の最期を看取ることで注目を集めました。当時はまだ施設の入居者が弱ってくると病院に送るのが普通だったので、医師会からは猛反発があったそうです。それに抗い、「生活の中で心穏やかに看取る」ことを先達的に実行して、理事長さんは高い評価を受けました。

それから数十年のときを経て私がその施設を訪問したときには、一般の入居者が暮らす介護棟に加えて、新たにターミナルケア棟ができていました。たいへん立派な建物で、窓にはステンドグラスがはまり、内装もとても見事です。

この施設で介護棟からターミナルケア棟へ移動する基準が、体重測定によるみなしターミナルだと説明がありました。ターミナルケア棟では、「自然に安らかな最期を迎える」という方針の下に、基準に合致した途端、一切の医療的行為は行わないということでした。

女性入居者の部屋を見せていただくと、「どこにおばあちゃんがいるの？」というくらいにベッドの上はぬいぐるみだらけで、その中でちょこんと寝ているおばあちゃんは透き通るようにきれいでした。

チグハグであっても、会話はできるし、笑顔もあります。でも、お風呂には入らないし、経管栄養はもちろんのこと、口から食べてもらう試みもほとんど行われていません。ずっとベッド上で過ごしています。なるほど、「自然に、安らかに」と言われればその通りです。

「私たちはこの施設の方針に従い、利用者様に対して、最期は一切の医療行為を行わず、安らかに息を引き取っていただきます。どの利用者様も、みんな同じような最期を迎えられます」という説明を受けました。

とてもシステマティックで、これなら家族にも、そこで働く職員にも迷いや戸惑いはないだろうなと思いました。

悩みながら自分たちで選択していく

「みなしターミナル」が、ターミナルステージかそうでないかを線引きする基準として本当にふさわしいのかどうかを判断できるほど、私は専門的な医療知識はもち合わせていませんが、私は迷いや戸惑いのないターミナルケアが果たして本当のターミナルケアと言えるのかと、この施設のやり方に強い違和感を覚えました。

第2章で詳しく述べますが、お年寄りの体がしだいに衰弱していき最期の瞬間を迎えるまでのあいだに、家族はさまざまな選択を迫られます。そこには必ずといっていいほど、迷いや葛藤が生じます。

そのとき、この特養の例のように本人や家族が迷う前に、施設という他者から与えられたターミナルケアの枠にはめてしまうのではなく、本人や家族にとってどうすることがいちばんいいのか、その方法を一緒に大いに悩みながら自分たちで選択していくことがとても重要だと、私は改めて思うのですが、読者の皆さんはいかがでしょうか。

現場の本音 1

介護の現場でいう「自立」とは？

本章で、親が高齢で体が不自由になると、「子どもは親に守られ育てられていた立場から、親の老いと自立を守る立場に変わらざるを得ない」と書きました（26ページ）。

一般に「自立」という言葉からは、生活行為のあらゆることが自分ひとりでできる状態をイメージすることが多いと思いますが、介護の現場で言われる自立は、それとは少し意味が違います。

お年寄りにとって、自分ひとりでできること・できないことを明確にし、できないことに対しては、きちんと援助を求められる環境にあること。どんな援助を受けるかを選ぶことができること。受けた援助に対しては、「ありがとう」「おかげさま」といった健全な感謝の気持ちを表すことができること。以上の3点が可能な状態が、介護現場で大切にしている自立で、これを支えるのが自立支援です。

私たち介護職員にできる自立支援は、そのお年寄りは何ができないかを明確にすること。できないことをカバーするためにどういう介護方法があるか、その介護を受けるにはどうすればいいか、といったことについて情報提供をすること。また、現在受けている介護に不都合が出てきて介護内容を変更してほしい場合、お年寄りは、なかなか自分からは言い出せません。それに対して「意に添わない介護を無理して受けるのは、介護する側にとってもつらいことになります。だから、いやなことはいやと言っていいんですよ」と助言することも、大切な自立支援のひとつです。

では次に、子どもが親の自立を守るためには、具体的にどうしたらいいのでしょうか。それは、介護を受けるための情報を収集し、どんな介護を受けるかを親と一緒に選ぶこと。親が自分の意思を表現できない場合は、親になり代わって選ぶことです。

また、不都合があれば介護内容の変更や改善を申し出ることや、介護してくれる相手に対し、親になり代わって感謝の気持ちを伝えること、つまりは、選んだ介護がより豊かなものになるように配慮すること。これも、親の自立を守ることにつながります。

それは、一方的に職員を責めたり、必要以上にへりくだって持ち上げたりすることとは違います。よりよい介護を受けるために、要望があれば明確に伝え、希望に適《かな》った介護が受けられたときには、感謝の気持ちを素直に言葉にすることです。職員にとって、家族からのこうした言葉は、その人の介護を続ける励みになります。その積み重ねが、職員と家族との信頼関係を築いていきます。

介護職員としてお年寄りの自立を支援すること、子どもとして親の自立を守ることの根底には、両者の信頼関係が不可欠なのです。

現場の本音 2

事故のリスクと身体拘束をどう考える？

身体拘束とは、動きたいと思っているお年寄りの気持ちを無視して、動けないようにすることです。手にはめるミトンや車椅子に縛りつけるためのY字ベルト、鍵などの道具を使って縛ったり閉じ込めたりするフィジカルロック、睡眠薬などの薬を使って眠らせたりボーッとさせたりするドラッグロック、「じっとして！」「ダメダメ！」など、言葉を使って行動を制限したり中断させたりするスピーチロックといった方法があります。

こうして一方的に行動を制限すると、制限されたお年寄りは不信感や絶望感を抱き、しだいに意欲が低下し表情がなくなっていきます。この状態が長びけば気力も体力も低下して寝たきりとなり、場合によっては死に至ることもあります。身体拘束されたお年寄りはもちろんのこと、拘束した職員やそれを見ていた職員、そして何よりお年寄りの家族をつらい気持ちにさせてしまいます。

このように、身体拘束をしてもお年寄りにも私たち介護職にも何もいいことはないのに、一部の介護現場ではいまだに身体拘束が行われています。なぜでしょうか。

そこには、「お年寄りは縛らないと転ぶ。転んで痛い思いをするのはお年寄りだから、身体拘束をするのはお年寄りのため」という考え方があるからです。

高齢になれば、歩けば転ぶ、口から食べればむせる、外出すれば交通事故にあう、といったリスクは高くなります。しかし、起こるかもしれない事故のリスクをおそれ、「お年寄りのため」だからとそのリスクを回避するために身体拘束をするのであれば、お年寄りの行動を制限し続ければ確実になってしまう寝たきりのリスクも、同じ重さをもって考えなければなりません。

寝たきりになるリスクに加えて、身体拘束にはもうひとつの恐さがあります。それは、お年寄りを虐待する行為につながる恐さです。

認知症の人をはじめ年をとって理解力が衰えたお年寄りに対して、「(汚いことや危ないことを) いくら説明したってわかりゃしない。だからわからせなければいけない」と考える人がいます。

あるいは、お年寄りに「お風呂に入って気持ちよくなってほしい」「ごはんをおいしく食べてほしい」と思って言葉がけや介護方法を工夫しても、なかなかお風呂に入ってくれない、食べてくれない、ということはよくあります。それがたび重なれば、「どうして私の気持ちをわかってくれないの」と、介護ストレスが生まれます。そのことを他人にグチって、「みんなそうなんだから様子を見ようよ」「一緒にもう少し頑張ってみようよ」と共感してくれる人がいれば、再び介護に向き合えます。ところが共感どころか、「あなたのやり方が悪いんじゃないの」「ちゃんと介護しているの」などと言われると、「誰にもわかってもらえない」という絶望的な気持ちになり、ならば「わからせてやろう」と、「より強い言葉でなじる」「たたく、つねる、無理やりさせる」「縛る、閉じ込める、黙らせる」といった虐待行為に転換することがあります。

その最初のきっかけが身体拘束なのです。「お年寄りのため」という大義名分の下に身体拘束を続けていると、「言うことをきかせる」「この人さえいなければ」↓「自分の所有物のように扱う」と意識が変わっていき、さらには、「この人さえいなければ」という怒りやストレスなど、自分が抱える負の感情を、お年寄りにぶつけることで発散させることにもつながります。こうなると虐待行為はエスカレートしていきます。

これを施設介護の現場にあてはめると、職員とお年寄りが長い時間をかけて積み上げてきた人間関係を、職員自身の手で壊してしまうことになりかねません。だから、身体拘束はしてはならないのです。

「お年寄りを転ばせない」はひとつの目標であって、目的ではありません。施設介護の本来の目的は、「その人らしい生活を最後まで守り抜く」ということです。その目的の下に、「身体拘束をしない」という目標をもち、その上で「歩き回ることが好きなおばあさんを、転んで痛い目にあわせないためにはどうするか」を話し合うのが本来のあり方です。

「なんで歩きたいんだろう？」「いつ頃の時間帯に歩いているんだろう？」「どんな言葉かけなら、戻ってくれるかなあ？」「それは無理やり引き戻すことにはならないかなあ？」……。

職員は「お年寄りを縛らない」という具体的な目標を共有することで、前向きに話し合うことができ、そこに工夫や創造が生まれる余地があります。

介護の現場に「絶対」ということはあり得ません。

「どんなに気をつけても、人は転ぶときは転ぶ。死ぬときは死ぬ。それが生きていくことだから。そうであっても、私たちは大切な人を見守り支え合う」

この視点や考え方を、信頼関係の下に家族と共有することができる職員は、生き生きと仕事をすることができます。

第２章

親の死に方を子どもが決める

揺れる家族の思い

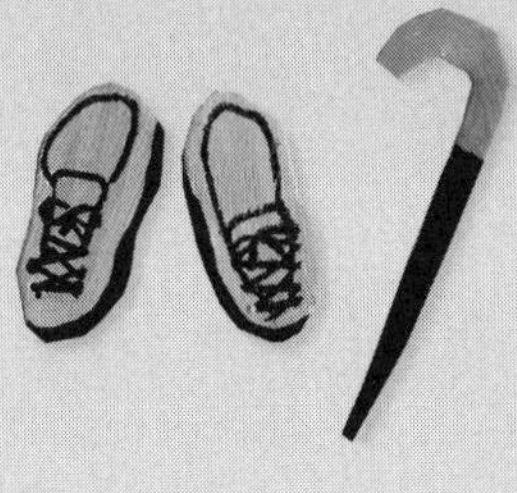

施設入居時に私が家族にターミナルの話をする理由

お年寄りが施設に入居されて最初のうちは、ほとんどの人がまだまだ元気な状態です。

カラオケで歌うことが大好きで、

「今度氷川きよしのコンサートに行くんだ」

と自慢している意気盛んなおばあさんもいれば、

「ここの飯はまずい」

「ワシはこんなところに来たくなかったけど、嫁に無理やり入れられたんだ」

などと達者な口で言いたい放題のおじいさんもいます。

家族の知識や覚悟の度合いをとらえる

本人がそんな状態なのにいきなりターミナルケアの話をされても、家族はピンとこないかもしれません。私は入居に際した面談のとき、

「いきなりで申し訳ありませんが、いざというとき、突然聞かれると迷われると思うので、今あえて聞いておきます」

と前置きした上で次のような質問をしています。

「急変時には救急車を呼びますか、呼びませんか?」

「食べられなくなったときに、チューブ(胃瘻《いろう》や鼻腔《びくう》栄養など、67ページ参照)を入れますか、入れませんか?」

「チューブからの食事も吸収できないほど弱ってきたときに、水分や栄養補給のための点滴をしますか、しませんか?」

など、これから家族が直面する可能性がある問題を、具体的に問いかけてみるのです。

ほとんどの人はかなり戸惑いながら、

「そりゃあ、病院に行ってよくなるなら救急車を呼んでください」

「本人が楽になるなら点滴をしてください」

「私たちにはよくわからないので、すべてお任せします。こちらの先生がおっしゃる通りにしてください」

などと答えます。

実はこのときの回答にはあまり意味がありません。家族が親の老いをどの程度認識しているか、ターミナルケアについてどの程度の理解や覚悟をもっているかといった感触を私がつかむための質問であり、明確な答えを期待しているわけではないのです。ただし、

「これから先、こういう問いに直面する事態が訪れることだけは知っておいてほしい」

「そのときどうするべきかを今のうちから少しずつ考えておいてほしい」

ということは伝えています。

ひとつの選択がどんな意味をもつか

さて、その後「感染症を起こして高熱が出た」とか「転んで骨折した」といったアクシデントが生じると、いよいよ具体的な選択の場面がやってきます。その際、

「救急車を呼びますか？」

「入院しますか？」

「再びここに戻ってきますか？」


といった質問を通して家族の意思を確認すると同時に、

「救急車を呼べば、救命を目的とした病院に運ばれますよ」

「入院すれば次から次へと検査や治療が行われますよ」

「施設に戻ってくるということは、医療よりもその人らしい生活を求めたということですよ」


と、一つひとつの選択がお年寄りや家族にとって、どういうことにつながるのかを、わかりやすく、なおかつ強く印象づけるような言葉をかけます。

最期を迎える心の準備とは

こうした選択とその結果として起こることを体験することは、家族にとってはいずれ迎えるターミナルステージのための心の準備になります。そして、「今回は病院の言う通りにしてしまったけれど、もっと私たち家族の希望を伝えればよかった」

「手を縛られて点滴されていたけれど、あんな姿は二度と見たくない……」

といった、体験を通じてとらえることのできた現実を知れば、それはターミナルステージを迎えたときに活かすことができます。

とはいえこのような段階を経てターミナルステージを迎える人ばかりではありません。入居して間もなくその時期がやって来る人もいれば、ずっと元気で病院とは無縁だった人が、一気に弱ってしまう場合もあります。

そうなると、家族は混乱したまま、次々と選択を迫られ、追い詰められていくように感じる場合もあります。ですが、ターミナルステージの迎え方を前もって少しでもイメージできていれば、混乱は少なくてすみます。

この章では、施設に入居しているお年寄りがターミナルステージを迎えたとき、家族が直面する迷いや混乱を具体的にみていきながら、来るべきときに備えてどんな心構えでいたらいいのかを考えていきましょう。

口から食べられなくなったとき
チューブを入れるかどうか

第1章で述べたように、施設に入居したお年寄りは、介護職員と一緒に支えられながら、そこに新たな生活の場をつくっていきます。

しかし、その生活の場や生活そのものを、改めて見直さざるを得ない時期がやってきます。体が弱ってきて、いよいよターミナルステージにさしかかってきたときです。

そこで私たちは、もう一度家族と話し合い、ターミナルケアの方針を決めていきます。

その際、必ず家族に確認する大事なポイントが3つあります。

① 口から物が食べられなくなってきたときに、チューブを入れるかどう

か。

② 状態が急変したときに、救急車を呼ぶかどうか。

③ 施設でターミナルケアを行う場合、ときには死後発見になってしまうことがあるかもしれないということ。

チューブには鼻腔栄養と胃瘻の2種類がある

ここではまず、①のチューブを入れるかどうかについて述べてみます。

年をとって歯や筋肉が衰えたり、認知症を発症したりすると、食べ物を嚙んだり飲み下したりすることができにくくなります。中には固形物が喉を通らず、ミキサーで砕いてトロトロにしたミキサー食を食べている人もいます。衰弱が進んでくると、そのミキサー食さえほとんど食べられなくなります。

この状態が続けば、生命を維持するのに必要な水分や栄養が摂れなくなってしまいます。そこで、水分や栄養を補給するためのチューブを体に入れるかどうかを決めなければなりません。

この場合の「チューブを入れる」とは、管を通して栄養剤や水分を補給する「経管栄養」のことです。これには、鼻から細い管を通す「鼻腔栄養」と、おなかに穴を開けて胃に直接管を通す「胃瘻」の２つの方法があります。

鼻腔栄養は胃瘻に比べれば体を傷つける手術を必要とせず、鼻から胃まで管を通すだけですみますが、鼻に異物が入っている状態は見るからに痛々しく、当然不快感もあります。入居者の家族から、

「それって痛いですか？」

と聞かれることがあり、その際には、

「ご自分の鼻に鉛筆を入れた状態を想像してみてください」

と答えます。もちろん鉛筆のようにかたくて太い管を入れるわけではありませんが、いくら細くても鼻から異物が入ることに変わりはありません。そのことをイメージしてほしいのです。

お年寄りの中には平然としているように見える人もいますが、それはもはや異物感すら感じないほど感覚が鈍くなっているか、不快感を訴える気力すらな

くなっているのかもしれません。

一方の胃瘻は、おなかに穴を開けるために病院で手術を受けなければなりません。胃瘻を設置したあとは鼻腔栄養のような異物感はなく、不快感もほとんどありません。しかし、麻酔をするような手術が必要になるため、お年寄りの体へのダメージは大きく、胃瘻を設置することには鼻腔栄養以上に抵抗を感じる家族もいます。また施設によっては、鼻腔栄養や胃瘻を設置された人の入居を受け入れないところもあるようです。

口から食べることにはリスクがある

以上の2つの方法に対して、口から食べること（経口摂取）にこだわり、最後までチューブは入れないという、もうひとつの選択肢があります。この場合は食べる楽しみは残りますが、十分な栄養が補給できず、ときに急激に衰弱する場合があります。

さらに、経口摂取には誤嚥《ごえん》性肺炎のリスクが大きくついてきます。物を飲み下す力が弱くなると、食べ物や飲み物が誤って気管に入る誤嚥が起きやすくなります。誤嚥性肺炎とは、食べ物や唾液が気管から肺に入り込んだために起こる肺炎で、高齢者にとっては命とりになることも少なくありません。

ちなみに、鼻腔栄養も胃瘻も、肺炎のリスクがないわけではありません。口の中の唾液を誤嚥したり、逆流してきた胃液などが気管に入ったりすることが原因で誤嚥性肺炎を引き起こすことがあります。確率としては、経口摂取、鼻腔栄養、胃瘻の順に高いです。

これらの方法に加えて、最近ではＯＥ法という経管摂取の方法も注目されています。これは食事のときだけ口からチューブを飲み込んで先端を食道まで挿入し、そのチューブを通して栄養剤を注入。終わったらチューブを抜くという方法です。

飲み込むときに口の周りや喉の筋肉を使うので嚥下《えんげ》の練習にもなり、続けることで再び口から食べられるようになる人もいます。実際に私たちの施設でも、入居時には鼻腔栄養だった人が、ＯＥ法を取り入れると同時に少しずつ口から食べる練習をし、歯科医に協力してもらって入れ歯をつくり直した結果、大好きなにぎり寿司が食べられるようになったケースがありました。

常にチューブが入っている煩《わずら》わしさからも解放されるので、経管栄養としては比較的メリットの多い方法です。

ただし、この方法に習熟した介護士や看護師が補助してくれること、本人が鼻腔栄養への拒否反応が強く、なおかつ意識がある程度はっきりしていること、チューブを飲み込んだとき「ゲーッ」という嘔吐反応がないことなどの条件を満たさないと、適用するのは難しいです。

「食べ方」は「生き方」につながる

ところで、鼻腔栄養も胃瘻も体の状態がよくなれば中止し、再び口から食べることは可能です。しかし高齢で体力が弱っている人の場合、それを望めないケースが圧倒的に多いのも事実です。そうなると、チューブのおかげで生きながらえることができても、常に無気力で、ただ生かされているという状態が何年も続くことがあります。

「食べ方」はそのまま「生き方」につながります。つまり、チューブを入れるか入れないかは、その人の人生に残された時間をどう生きるかに関わる選択です。これは親の生き方を子どもが決める、きわめて重要な場面と言えます。

中には「ここ（施設）で言われた通りにします」とか「ほかの人と同じにしてください」と決断を他人の判断に委ねようとする人がいます。あるいは「本人の言う通りにしてください」と言う人もいます。残念ながらこの段階にきたらお年寄り本人が判断することは難しいケースがほとんどです。

チューブを入れるか否かの選択を通して得るもの

親の体にチューブを入れるかどうかで迷わない子どもはいません。

「食べることが大好きだった母親らしく穏やかに最期を迎えてほしいから、チューブは選択したくない。でも、チューブを入れればもう少し生きられるのに、そうしないのは親を見殺しにすることにならないだろうか……」

「エゴだと言われようと、父にはもう少し生きていてほしいから、胃瘻にしたい。でも、そのことが本人を苦しめることになりはしないか……」

どちらを選んだとしても、こうした葛藤は続きます。子どもが親のために「食べ方」＝「生き方」を選んで決める、その過程には、これまで築いてきた親子関係や子どもの思いが反映されます。だからこそ、その選択が親を亡くしたあとに生きてきます。

何を選択しても、「本当にこれでよかったのだろうか」とあとあとまで悩むことになるかもしれません。中には、親が亡くなった後も面影を偲ぶたびに、「口からでよかったのか」「鼻腔にしてよかったのか」「胃瘻にしてよかったのか」と問い続ける人もいるでしょう。

とはいえ、少し大雑把な言い方になりますが、親にとっては何を選ぼうと大して違いはないのかもしれません。大事なことは、子どもが考え抜いた末に決めたかどうかなのだと思います。

親の体にチューブを入れるか、入れないか。それを判断するとき、子どもは考えます。

「生きるって何だろう」「年をとるって、死ぬって、どういうことだろう」と。

このとき、親の死に方を選ぶという現実から逃げずに、自分自身と向き合って考えたことが、後にこれから生きていく子ども本人の生き方を支える礎《いしずえ》となっていきます。その礎をつくるきっかけは、親から与えられる最後の贈り物と言えるでしょう。

また、この判断が重すぎる課題としてのしかかってきたときに、真剣に悩み考えた気持ちを分かち合ってくれた家族や周囲の人たちの存在、そのとき交わした言葉や共有した体験は、今後の人生の大切な財産となっていくはずです。

状態が急変したとき救急車を呼ぶかどうか

ターミナルステージにさしかかったときに家族に確認することの2つめは、状態が急変したときに救急車を呼ぶかどうかです。

私がこの質問をすると、ほとんどの人が、

「治る病気なら、病院で治療してほしい」

「痛みや苦しみから解放されるなら、病院に連れて行きたい」

と言います。

でも、どんな名医でも、はっきりとは答えられないでしょう。「確実によくなる」「確実に痛みがとれる」という保証はどこにもないのです。

わかっているのは、病院に行けば必ず検査が行われて病名がつき、病名がつけばすぐに治療が始まるということです。

このとき、お年寄り本人や家族の意向がはっきりしているかどうかはとても重要です。

本人が明確な意思をもっている場合はそれを尊重しますが、家族の意向と異なる場合、必要であれば職員立ち会いの下に皆さんで話し合いを行います。

しかし、もはや本人の意思を確認できる状態になく、また元気な時期にも明確な希望を伝えられていない場合、一般的に介護施設では、家族の意向に添って対応します。

「わずかな変化でも、すぐ救急車を呼んでください。死ぬのは病院でなければ困ります」と言う人がいる一方で、

「決して救急車は呼ばないで。おじいちゃんのときは、わからないまま救急車を呼びました。運ばれた病院には感謝しています。だけども、もういいです。おばあちゃんのときは、病院に行きたくないです」

と言う人もいます。

しかし多くの家族はなかなか決断できなかったり、決めてしまってからも、

本人の状態の変化や医師の言葉などによって、その判断が揺らいだりしがちです。

病院でベッドに縛られた母を施設に戻した姉妹の決断

千代子さんは90歳を過ぎたひょうきんなおばあちゃんです。

あるときみぞおちのあたりの痛みを強く訴えて病院に行き、膵臓がんと診断されて入院しました。しばらくして職員がお見舞いに行くと、つなぎの服を着せられて手にはミトンをかぶせられ、ベッドに縛りつけられていました。まるで別人のようで、

「あんなの千代子さんじゃない」

と、お見舞いから戻ってきた職員は泣きながら訴えました。

聞けば、千代子さんが自分で点滴を抜こうとしたり、ベッドから起き上がって歩こうとしたりするので、それを防ぐための処置でした。それでも千代子さんは抵抗し、かぶせられたミトンを食い破ろうとしました。歯茎が弱っている

から、口が血まみれになって前歯が3本欠け落ちました。それでも外してはもらえませんでした。

その姿を見るに見かねた2人の娘さんたちは、

「90歳を過ぎた親が、縛られてまで受けなければならない治療があるのでしょうか。これ以上母のそんな姿は見たくないです」

と言い、病院の主治医に退院を願い出ました。そして、千代子さんは必要最低限の薬を処方されて施設に戻ってきました。

病院では「403号室のがんの患者さん」の千代子さんでしたが、施設に帰ると誰もが、仲良しでひょうきんな「千代子さん」として名前で呼んでくれます。千代子さんはそれがうれしくてたまらないようで、病院ではしなくなっていた返事をしてくれました。施設では身体拘束からも解放され、病院ではボーッとしていた千代子さんの表情が、少しずつ以前の千代子さんに戻ってきて、笑顔も出るようになりました。

急変し苦しむ母を見て、姉妹の決心は揺らぐ……

しばらくは穏やかな日が続きましたが、今度はトイレで倒れてしまいました。職員がそばについていたのでケガはなかったものの、目が開かない、話しかけてもほとんど反応がない、片側の手足がだらんとしているという状態で、見るからに脳卒中であるのがわかりました。

家族に連絡すると、2人姉妹の妹さんのほうがすぐに駆けつけてきました。そして、施設の医師に、

「脳卒中だと思いますよ。今から病院に行けば救急対応をしてもらえると思います。知っている先生がいる病院に紹介状を書きますから、すぐに救急車を呼んでそちらに行きましょうか」

と聞かれると、

「はい、そうしてください」

と答えました。退院したときには、

「病院では血まみれになって抵抗しても縛られてました。どんなにありがたい

治療かもしれないけれど、もうこりごりです。それに、痛みは抑えられてもがんは治せない、もう何が起こってもおかしくない体なんだということもよくかりましたから、二度と病院には行きません」

と話していたにもかかわらずです。強い決心があっても、いざ苦しんでいる親を目のあたりにすると、やはり家族の気持ちは揺れます。

いつでも気持ちは変わっていい

するを職員のあいだで、

「このまま行かせていいのか。娘さんたちは後悔しないだろうか。病院に行くのは千代子さんの希望だろうか……」

という声が上がり、担当の職員が妹さんに言いました。

「よろしいですか？　今から病院に行くということは、前回と同じように救急外来に運ばれます。またたくさんの検査をされて、必要と判断されれば点滴も始まるし、手足も縛られますよ」

「いや！　手足が縛られるのはもういや！」

「ですよね」

「でも、先生が紹介状を書いてくださってるし……」

「先生は、ご家族が病院に行くと言うから紹介状を書いてくれたんです。行きたくないと言えばすぐに取りやめてくれますよ」

「ええっ、先生が病院に送ると言っているのに、家族が送らないって言ってもいいんですか？　それって処罰されませんか？」

「処罰？　そんなことはあり得ません。そんな心配をするよりも、お母さんの意識レベルが落ちている今、娘さんこそがお母さんの意思をご本人に代わって医師に伝えるべきじゃないんですか。お姉さんとも相談して、もう一度よく考えてみてください」

　妹さんはさっそくお姉さんに電話で状況を説明しました。すると、

「しっかりしなさい！　このあいだふたりで話し合って決めたでしょ。病院には行かないって」

と妹さんのうろたえた声を聞いて、はっきり答えたそうです。お姉さんは意識レベルの落ちたお母さんの実際の姿を見ていないので、冷静でいられたんですね。その言葉で改めて気持ちが決まったようで、妹さんは病院に行かない決断をし、そのことを医師に伝えました。それを聞いた医師は、

「そうですか。本当に決められたんですね。せっかく紹介状を書いたから、これは破らずにもっておきます。また行きたくなったら言ってくださいね」

と言いました。「いつでも気持ちは変わっていい」と家族に言ってくれたこの医師は、とてもいい先生です。

親の死後、反省はしても後悔はしない選択を

今にして思えば、先生にはこの家族がまだ揺れているという印象があったので、ひとまず病院に行くことを勧めてみて、家族の意思を確認したのかもしれません。そこで家族が改めて「行かない」という意思を固めたので、「今度は本物だ」と思ったのでしょう。

意思が固まるとはどういうことかというと、後悔しないということです。

親が亡くなったあとに、「もっと早いうちに、いろいろなことを話しておけばよかった」とか、「あれもしてあげたかった、これもしてあげたかった」といった反省は誰にもあることです。

一方、「こんなところで死なせてしまった」とか「あのとき私たちがもう少し強い気持ちでいたら、こんなことにはならなかったのに……」というのが後悔です。

私は、親を看取ったすべての家族が、振り返って反省することはあったとしても、後悔だけはしないようにと願っています。反省はやがて思い出になり、生きていく糧になりますが、後悔は家族の気持ちの中に、いつまでも重いしこりを残し、思い出すのもつらい出来事になってしまいます。

自分の死が、残された家族にとってつらいだけの出来事になってしまうのは、親本人の願いではありません。親の老いや、死から逃げず向き合った家族だからこその成長とこれからの充実が、親としての願いそのものでしょう。

その願いに応えるためにも、「家族は大いに揺れていいし、一度決めたことに縛られず、何度変更してもいいのですよ」と、伝えられる介護者でありたいと思っています。

医師の言葉は絶対ではない。最終決断するのは本人と家族

千代子さんの娘さんがそうだったように、医師の判断は絶対で、それにあらがって自分たちの希望を通すことなど無理だと諦めている人もいます。でも、そんなことはありません。あくまでも、最終的に決断するのは本人、そして、家族です。

おなかの痛みをしきりに訴えるお年寄りがいて、家族は、その痛みをやわらげるためと、痛みの原因をはっきりさせるために病院に行ったとします。

検査の結果、がんの疑いが強いことがわかりました。病院の医師は診断を確定するためにさらに詳しい検査をしたい、その結果、どの部位のどんながんなのかが特定できたら、手術や抗がん剤による治療などを提案してくれるでしょ

う。しかし家族がこれ以上の検査や治療を望まない場合には、

「診察でどこが悪いかがわかっただけでいいです。本人も、これ以上の検査や治療は望まないと思うので、しなくても結構です」

と言ってもいいのです。その場合、

「それなら、もううち（病院）ですることは何もないので退院してください」

と言われるかもしれません。


このとき、もといた施設に戻れるかどうかはとても重要なポイントです。終末期になって、本人や家族は今の状態がどのようなものなのかを知りたくて、短期間だけのつもりで入院したのに、一度施設を出てしまったら、再入居はできないという施設もあるようです。治療を断って病院を退院しても行き場がないために、しかたなく医師の指示に従うという家族もいました。

病院に入院したけれど、回復しないまま重篤化した場合、施設に戻りたいと希望すれば戻れるかどうかを、入居の契約をする前に質問して確認しておくことが重要です。

病院から施設への再入居は、なんとかして受け入れるべき

再入居を受け入れるかどうかはそれぞれの施設の考え方しだいですが、私は生活支援の場でターミナルケアを行う以上、なんとかして受け入れるのが介護サービス事業者の使命だと考えています。

「残りの命の長さを延ばすことも大切かもしれないけれど、父や母らしい暮らしの中で最期を迎えさせたい」と家族が希望して病院での治療を中止した場合、その願いに応えられるのは、それまでの時間をともに過ごし、人間関係を積み重ねてきたもとの施設でしょう。ぜひ受け入れていきたいと思うのです。

多くの場合は以前よりも重篤な状態で医療依存度も高くなっていますから、その分介護の手間がかかります。中には受け入れたいのはやまやまだけど、施設の方針が十分でなかったり、スタッフの人手が足りないなど、受け入れ態勢の不備によって断らざるを得ないところもあるようです。そこにはそれぞれの環境や条件があるのかもしれませんが、たとえばチューブが入っているから、気管切開をしているから、点滴が必要だから、または、とても重度だからとい

った理由だけで、話し合うこともなく、施設側から入居を拒否することは、本来あってはならないことです。

今まで利用して慣れ親しんでいた施設から、希望する再入居を断られたお年寄り本人と家族の気持ちはどうでしょう。当初は「家庭的雰囲気」「終の棲家」「在宅復帰支援」とアピールしておきながら、本当に弱ったとき、困っているときに「重度化」だけを理由に断られたのでは、その施設に裏切られたような気持ちにならないでしょうか。

私たちは病院と同じことはできないし、私たちの施設よりもすぐれたところはたくさんあります。しかし、ひとりのお年寄りと、固有名詞をもった、ただひとりの人として関わり、ともに培ってきた関係は、この私たちの施設、私たちの介護サービスとご本人とのあいだにしかありません。

「選んでいただけるのであれば、ぜひ戻ってきてください」というのが、介護施設のあるべき立ち位置ではないでしょうか。

「何もしない」はどこまで可能か

「父がターミナルステージを迎えたら、延命につながることは何もせず、できるだけ自然に穏やかに最期を迎えさせたいんです。そのことはこれまでに父とよく話し合ってきましたから、迷いはありません」

ターミナルケアには迷いがつきものだという話をすると、こんなふうに答える人がいます。最近は無駄な延命治療はせず、人間としての尊厳を保ちながら亡くなりたいという考え方の人が増え、この家族のように「最期は何もしなくていい」という声をよく聞くようになりました。

広い意味で延命につながる行為も

では、果たして一切の延命処置を受けずに死を迎えることはできるのでしょうか。

延命処置の中でもわかりやすいのは、止まった心臓に電気ショックを与えて再び動かし始める、呼吸不全に陥った際に人工呼吸器を装着する、確実に吸引・吸痰をするために気管切開をするといったことです。このような場合には、「そこまでして生かしていただかなくても結構です」と明確に答える家族は多いでしょう。

でもこうしたわかりやすい延命処置だけでなく、広い意味で延命につながる医療行為はほかにもたくさんあります。

呼吸が浅く苦しくなってきたときに酸素吸入をする、食べられなくなったときにチューブを入れ、そこから栄養剤を補給する、その栄養剤さえ吸収できなくなったときに点滴をする、おしっこが出なくなったとき尿道にカテーテルを入れる、といった行為がこれに該当します。

こうした処置を受けるかどうか。さらに言えば、酸素吸入は一日に何リットル行うか、点滴は一日に何cc行うか、点滴の内容に抗生物質やビタミンを入れるか、さらに高カロリーの輸液にするかなど、施設でもある程度充実した医療や介護が受けられるようになった現在ならではの細かい選択を迫られることになります。

「何もしなくていい」という本人の明確な意思表示があっても、苦しむ本人を目の前にしたとき、「少しでも楽になるのなら、できることはしたいけれど……」と家族の心は揺れます。それは揺れて当然なのです。

ベテランの保健師も、親の最期に直面し気持ちが揺れた

現在は介護アドバイザーとして活躍している鳥海《ちょうかい》房枝《ふさえ》さんは、保健師として長く地域保健に関わってきた大先輩です。

その鳥海さんがあるとき、お父さんを病院で看取ったときのことを話してくれました。入院していたお父さんがいよいよ弱ってきて、口から十分に食べられず、痰を自力で吐き出すことも難しくなってきたとき、家族を代表して医師に呼ばれました。そして、「チューブを入れるか、入れないか」「気管切開をす

るか、しないか」を聞かれました。

鳥海さんは「チューブは入れない、気管切開もしない」ということを、明確にていねいに答えたそうです。そこで医師は続けて聞きました。

「あなたは保健師を長く務めている方とうかがいましたので、今チューブを入れないこと、気管切開をしないことがどういうことにつながるか、十分ご承知ですね」

それに対して鳥海さんは、

「はい、わかっております」

と答え、そのあと涙がどっと溢れてきたそうです。

その話をしてくれたとき、鳥海さんは言いました。

「私は地域医療の現場で人の死に目にもたくさん立ち会ってきたし、人前でターミナルケアについて話をする立場にもなった。安直な延命処置には、断固として異を唱えてもきた。でも、親の体にチューブを入れるかどうか、喉に穴を開けるかどうかという問題に直面したときは、胸にせまるものがあったね」

「鳥海さんでも大変なことなんですね」

「うん、無駄な延命になることは十分わかっていても、やっぱり迷うよね。すぐに気を取り直して『しません』と答えたけど、そのあと先生から『どういうことかおわかりですね？』と聞かれて、泣かずにはいられなかったなあ……」

さまざまな現場で経験を積み、十分な知識があり、状況判断能力も高い鳥海さんのような人でも、自分の親のこととなるとやはり気持ちは揺れるのです。ましてや普段は医療とは縁遠いところにいる一般の人が、大きく揺れ動いたり、なかなか決断できなかったりするのは当然のことです。

鳥海さんは「自己選択、自己決定が大事だと言うけれど、そんなに簡単なものじゃないよ」とも言いました。

元気なときの本人の言葉が絶対ではない

家族だけでなかなか決められないときには、信頼できる職員に相談してみてください。

「うちのじいちゃんが、うちのばあちゃんが、あなたのおじいさんだったら、あなたのおばあさんだったらどうする？」

家族からそう聞かれることは、介護職員にとってはうれしいもので、そのお年寄りとのあいだに積み重ねてきた日々を思い出しながら、親身になって答えるでしょう。ただし、最終的に結論を出すのはあくまでも本人・家族です。

さらに言えば、本人が「何もしなくていい」と、家族に意思を伝えていたとしても、それを言ったときはまだ元気だった場合がほとんどです。いよいよ弱ってきたときに起こり得る事態にまでは、とうてい考えが及んでいないこともあります。

ですから、元気なときの本人の言葉がすべて絶対ではなく、そのときの自分の意思を自分の言葉で伝えきれないほど弱り果ててしまった場合は、家族がその都度、それまでの本人の気持ちを大切にして、自分たちが思う正直な気持ちで対応していけばいいと思います。

ときには死後発見になることも

66ページの冒頭で、ターミナルステージにさしかかった入居者の家族に確認しなければばならないポイントが３つあると言いましたが、そのうちの③「ときには死後発見になってしまうことがあるかもしれない」というのは、最終的には施設でのターミナルケアを選んだ場合の話です。

施設は病院とは違って３６５日24時間態勢で医師がいるわけではありません。また、病院のように頻繁に検査はしませんし、高度な医療機器を使用することもありません。そのため、病院なら早く気づくことができた変化を見逃すことがあるかもしれません。最善は尽くすものの、職員が部屋に行ったら亡くなっていたということも起こり得るということです。その場合、家族は死に目にあえません。

「ここ（施設）を選んだのは私たちです。皆さんに任せているのだから、それでも構いません。自宅で介護していたとしても同じことですよね。ここにいれば職員さんの足音や、ほかのお年寄りの話し声が聞こえます。その中で亡くなるのだから、ひとりきりで放ったらかしにされた末に亡くなるのとは違います」

そんなふうに受け入れられる家族であれば問題はありませんが、「ひとりきりで死なせたら後悔しそうだ」と思ったり、口うるさい親戚からあとあと「施設なんかで死なせるなんて……」と文句が出そうで、それがプレッシャーになっていたりする場合には、もう一度家族や、場合によっては親戚も含めてとことん話し合ってください。

なお私たちの施設では、「死に目にあう」ことを大事にしている家族には、泊まり込んで看取ることもできると伝えています。家族の泊まり込みが可能かどうかは施設の方針によって異なるので、気になる場合は事前に確認しておくといいでしょう。

親の死を乗り越えた先にあるもの

　ここまで繰り返し述べてきましたが、チューブを入れるかどうかをはじめ、親のターミナルステージに関わる一つひとつの選択は、親の生き方を子どもが決めることにつながります。

　考えてみればそれはとても贅沢なことです。平和で豊かな日本に暮らしていればこその悩める選択であり、外国との戦争や国内紛争が続いていたり、貧しくて子どもでさえその日の食事が食べられるかどうかも定かではないといった国や地域で暮らしていたら、老親のターミナルケアそのものが、存在さえしないのかもしれません。

　この国の大先輩である現在の高齢者世代の皆さんが頑張って豊かな日本を築いてきた結果、もっとも身近な愛する人の生き方や死に方を考え、家族で話し合うことができるようになりました。これは数ある豊かさの中でも最たるもののひとつだと思うのです。

一方には、幼い頃に親を亡くし、その記憶も定かではないという人もいます。それは不幸なことですが、「若くして死ななければならなかった父はさぞ無念だったことだろう。だから父に安心してもらえるように、僕も立派な社会人になろう」というように、親の死が、子どもが生きる上での礎になることはきっとあるはずです。

また、親と過ごした時間が短い分だけ、その思い出はかけがえのない宝物として、子どもの心の中でいつまでもキラキラ輝き続けることでしょう。

長生きの親をもつ子にしか体験できない学びがある

ところが、親が長生きをしたばかりに、「いつまで生きるんだろう」「どこまでこのたいへんな介護が続くんだろう」「言いたい放題にわがままを言って、もういいかげんにしてくれ」などと、親に対してマイナスの感情を抱いてしまう人もいます。

親が長生きすればお金も手間もかかります。その負担が子どもに重くのしかかってくると、親の長生きを寿《ことほ》げなくなってしまいます。これは今の長寿社会日本の悲しい側面です。

けれど、迷ったり考えたり話し合ったりすることを通して、さらに言えばマイナスの感情を抱いてしまう自分自身と向き合うことも含めて、私たちは親から学ぶことができます。

生きること、老いること、病むこと、そして死ぬとはどういうことなのかという問題を自分の親を通して考え、自分のこととして現実的にとらえる。これは高齢社会の日本で、長生きの親をもつ子どもにしか体験できない学びです。

親の生き方を決めるのは、人間として豊かなこと

親に最期のときをどう迎えてもらうか。その選択は、苦しいこと、つらいこと、悩ましいこととの連続かもしれません。病院や施設の職員など、第三者に判

断を委ねたくなることもあるでしょう。でも、そこで逃げてしまうと、これからの人生にいつまでも後悔がついて回るかもしれません。

逆に自分の親の老いや死から逃げなかった人は、自分が老いてターミナルステージにさしかかったとき、親からの学びを糧にして、本当に穏やかな気持ちでそのときを迎えることができるのではないでしょうか。

親の生き方を子どもが決め、そこに関わってくれる人たちと一緒に、最期を迎えるまで見届けられることは、人間としてどれだけ豊かで価値のあることでしょう。

いずれ迎える親の最期の問題に直面する皆さんには、そのことを嚙みしめながら乗り越えていってほしいと思います。

現場の本音 3

ケアプランってなに？

　医療保険で医療サービス（治療）を受けるとき、どのような内容のサービスを受けるのかは、医師の作成する「処方箋」で決まります。

　介護保険において、この処方箋に相当するのがケアプランです。つまり、介護保険で介護サービスを受けるとき、それがどのような内容のサービスかを決めるのが、ケアマネジャー（介護支援専門員）の作成する「ケアプラン」なのです。介護の現場で働く私たちは、このケアプランに基づいて介護サービスを提供しています。

　処方箋が医師の意向に基づいて作成されるのに対して、ケアプランは、利用者本人・家族の意向に基づいて作成されます。たとえ高齢で体が不自由であったとしても、「私はこんなふうに生きていきたい」という本人・家族の思いと、それはどうしたら実現できるのかという具体的な方向性を示しています。

ケアプランの書面の第1表には、「本人・家族の意向」が記されます。ケアマネジャーは、まず、本人・家族の言うに言えない気持ちを引き出し、本人の意向に基づく「これから私が望む生活」を文章にします。

その際、本人の現在の状態と今後の見通しを、介護の現場から正確に伝えることで、第3章1－89ページの鈴木さんの息子さんの「親父は何事もひとりで決めて生きてきたから、最期もひとりの力で生き抜かせてやりたい」という言葉のように、「これぞ第1表にふさわしい！」と思える発言が飛び出すこともあります。その場合は、その言葉をそのまま記録すればいいのです。

次に、「これから私が望む生活」が、どうしたら手に入るのか、形になるのかを、生活課題として項目別に書き出します。たとえば、「穏やかに自分らしく元気に生活していきたい」という本人・家族の意向に対して、その望む生活を手に入れるために、医療・看護・介護・リハビリ・栄養（食事）・その他の役割を担うスタッフが何をするのかを、ケアマネジャーの総合方針として具体的に示し、文章にします。

一例を挙げれば、「痛いことや無理な医療行為はせず、できるだけ本人が気持ち良いと思えることをする。また、本人がやりたいこと、できることは、私たちと一緒に続けていきたい。本人の〝今〟と自分らしい〝元気〟を大切にしたい。そして、好きなものを好きなように、最後まで食べてもらいたい」といった記述となります。

ケアプランに記載することはほかにもありますが、ケアマネジャーが記述する大きな項目は以上の2つです。

このようにして作成したケアプランの原案を本人・家族に説明し、関わる職員を集めてサービス担当者会議を開き、そこで職員にも説明します。

ひとりの人を支えることは、チームで取り組む仕事です。そのチームワークが十分に発揮できるようにするために、本人・家族の意向に添った総合方針を示して、「よしっ、私も頑張るぞ！」という個々の職員の気持ちを引き出し、それを同じ目的に向けてひとつにまとめていけるようなケアプランを作成できる人は、優れたケアマネジャーです。

ターミナルステージを迎えた人のケアプランは、死んでいくためのケアプランではありません。「最期まで自分らしく生き抜く」ことを、私たちはチームとして「こんなふうに支えていきたい」ということを示したものです。

体に病気や不自由があっても、「あなたがあなたであること」がいちばん大事。そのあなたを、「こんなふうに見届けていきたい」ということを書面にし、本人・家族が納得して、「このサービスを、私たちが選びました」という気持ちで署名捺印すれば、介護支援方針としてのケアプランが正式に決定します。

現場の本音 4

介護施設で行われる会議

施設での介護はひとりではできないので、自分が考えたこと、疑問に思うこと、悩んでいることなどを言葉にして誰かに伝える必要があります。

「私はこんなふうに介護したいんですけど、あなたはどう思う？」

「私はそれでいいと思うけど、こんなふうにも思っているんだ」

「へぇぇ、それってイイね。でも、私たちにできるかなぁ」

「できるかどうか、やってみないとわからないよ」

「よし！　一緒にやってみよう。そのあとで、また考えよう」

このように、言う・聞く・伝える・わかち合う・共感する・動機をもつことで介護は展開していきます。ですから、介護施設に話し合いはつきもの。毎日のようにさまざまな会議が行われているのです。

まず、法律で義務づけられているのが「サービス担当者会議」です。お年寄りの入居時はもちろん、体調の悪化など、そのお年寄りを取り巻く状況に何らかの変化が生じた場合、必要に応じて担当のケアマネジャーが設定します。そのお年寄りのケアを担当する職員が一堂に集まり、できればお年寄り本人・家族も参加して、ケアプラン（100ページ）に基づく介護支援の方針を確認し、ケアを実施してからの経過や結果を伝え合います。必要があれば、介護支援の方針や方法の見直しも、この会議で行います。

サービス担当者会議は、本人・家族が会議というオフィシャルな場で、自分たちの気持ちや要望を直接伝えることができる貴重な機会です。あるおじいさんがいよいよターミナル期にさしかかったときに開かれた会議で、日頃は何も言わない家族が、「おじいさんのひげを剃ってほしい」と要望されました。その一言から、大切な人をきちんとした身なりで旅立たせたいんだなという気持ちが伝わり、私たちはそれを心がけて見送ることができました。どんなささいなことでもかまわないので、この会議で気持ちを直接ぶつけてほしい。それがよりよい介護につながります。

このほかにも施設ごとにさまざまな会議がありますが、私たちの施設で行う主要な会議は次の2つです。

ひとつは「主任会議」です。私たち職員は法的根拠と組織基盤の上で介護を行っていきます。そのために組織図に合わせて部署をつくり、部署別にリーダー（主任）を指名します。主任の仕事は、常に部署全体に目を配り、問題があれば見直し、自分の部下を育成することです。会社でいえば中間管理職に当たる、組織にとってきわめて重要な職務です。

主任会議は、各部署の主任がその仕事をひとりで抱え込まないように、施設全体で支え合うために、全主任が集まって行う会議です。

もうひとつは「フロア会議」です。私たちの施設ではフロア（階）をひとつのユニットとして、食事や入浴などの日常生活がそのフロアでまかなえるような配置にしています。フロア会議は、同じフロアで働く職員――看護師・介護士・リハビリ担当・相談員・ケアマネジャー・栄養士その他が、新人もベテランも含めて一堂に集まる会議です。

仕事のやりにくさ、難しいお年寄りのケア、介護職ならではのつらさなどを率直に話し合って、一人ひとりの介護を伝え合います。

ターミナルケアは、ときに若い職員や経験の浅い者には、恐くて不安なこともあります。そういう気持ちを伝え合うことで、職員たちは互いに支え合い、乗り越えていきます。また、お年寄りが亡くなられた後、悲しい気持ちや、これでよかったのかなという迷いを言葉にして共有する場ともなります。

職員たちはこうした会議を通して問題点や悩みを共有し、組織としてひとつにまとまっていきます。この仲間づくりが、職員たちの成長の原動力なのです。

現場の本音 5

家族のあいだで介護方針が異なるとき

ターミナルステージにさしかかった親の介護のあり方を決めるとき、まったくもめることなく、すんなり決まった場合、たいていは誰かが言いたいことを言えずに黙っていることが多いものです。

たとえば、もっとも身近で姑の世話をしていた長男の妻が、「おばあちゃんは常々、自然に穏やかに死にたいと言っていたから、きっとここ（施設）で、これ以上のことは何もせずに最期を迎えたいはずだ」と思っていても、嫁の立場でそれを口に出せば、「所詮は他人だからそんな冷たいことが言えるのね」と反論されかねない。

あるいは自分の親を病院で看取ったことのある親族が、「この段階で病院に入れても、検査や治療で本人を苦しめるだけだ」と言ってあげたいけれど、「あなたはお金を出さないくせに口を出す」と言われてしまいそう。

だから言いたくても口をつぐんでしまう。そんなケースはたくさんあるでしょう。

「この人の人生の最終段階をこんなふうに支えたい」「こんな最期を迎えさせてあげたい」というように、それぞれが望む介護のあり方を発言することは、発言者本人の生き方を示すことに通じます。生き方は人それぞれに異なります。また親族・家族における立場や介護される人との関係性もさまざまですから、各人が言いたいことを率直に言い合えば、意見がまとまらないのは当然のことなのかもしれません。

中には、とうとう介護のあり方が決められないまま、家族の迷いの中で亡くなっていく方もいらっしゃいます。でも、言いたいことが言えず、誰にも聞いてもらえず、誰かひとりの意見に一方的に従う形で介護方針が決まってしまうよりも、「こんなにもめて恥ずかしい」と思いながらも、みんなが自分の意見を言い合って結論を出したほうが、反省はあっても後悔はありません。83ページにも書きましたが、反省は時間の経過とともにやがて思い出になります。けれど後悔は家族や親族のあいだに、重いしこりを残してしまうのです。

不思議なもので、これまで私が経験した現場では、みんなが言いたいことを言い尽くした頃には、なんとなく結論が出てくるケースがほとんどでした。

家族・親族といえども、互いの生き方をこれほどはっきりと伝え合う場をもつことは、介護のあり方について話し合うとき以外には、ほとんどないでしょう。親が亡くなっていくことに、自分が子どもとして立ち会える機会を、親から与えられたチャンスととらえ、みずから率先して発言すると同時に、みんなの意見を積極的に引き出しましょう。

とはいえ、あまりにもめてどうしようもなくなったり、逆に「みんなが言いたいことを言えないまま結論が出てしまう。困ったな」と思ったりしたときには、私たち施設職員を交えて話し合うのも、ひとつの方法です。

施設職員は家族間のもめごとには不介入が原則ですから、誰かの意見に肩入れしたり、自分たちが望む方向に結論を導いたりすることはありません。私たちにできるのは、話し合いの場を設定すること、今後の見通しや介護にかかる費用などについて正確な情報を提供すること、言いたいことを言えずにいる人が発言しやすいように水を向けることくらいです。

けれど、それらがきっかけとなって結論がまとまっていくこともよくあります。ちなみに、職員を交えての話し合いは、サービス担当者会議、カンファレンス、家族合同面談などと呼ばれています。希望する場合は、ケアマネジャー、相談員などを通じてセッティングしてもらってください。

第３章

命を最後まで支え抜く

施設で出会ったそれぞれの看取り方

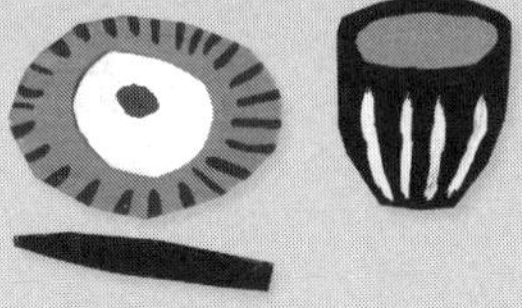

第1話 点滴で延ばした1ヵ月で妻ができたこと

岸田さんは70歳代前半の男性入居者で、脳卒中の重い後遺症があり、体が大きく傾いて自分ひとりでは座ることもできず、できるだけ自分で食べてもらうように食事介助をしても、食べ物がうまく飲み込めずに口の横からこぼれることが多いような状態でした。

若くして車の板金塗装の工場を立ち上げ、高度経済成長の波に乗って事業は当たりに当たり、一時期は相当な羽振りでした。海が好きでモーターボートを2～3艘所有していたこともあったそうです。

新人介護士の熱意で実現した水族館への外出

ある日新しく担当になった新人介護士のミカちゃんが、「岸田さんの若い頃の写真をお部屋に飾りたい」と、奥さんに頼んで持ってきてもらいました。

ボート仲間の男たちと一緒に楽しそうに笑っていたり、自分のボートの前に立ち、マリンルックでタバコを吹かしてポーズをとっていたりする、まだ元気でガタイのよかった岸田さんが写っていました。

それを見たミカちゃんは、「本当に海が好きな岸田さんをなんとか喜ばせたい」と考え、

「岸田さんと一緒に水族館に行ってみたいです。すぐ近くにフェリー乗り場があってクルーズ船が出ているから、それにも一緒に乗りたい。車椅子でも乗れるって聞いたから、もう一度本物の海を見せてあげたいんです」

と言い出しました。

当時の岸田さんは、屋内で車椅子に座ってもすぐにのけぞってしまうような状態です。内心ヒヤヒヤした外出でしたが、ミカちゃんが張り切って計画を立て、仲間にも協力してもらい、岸田さんとミカちゃんは、なんとか無事にもどってきました。

水族館の水槽の前でピースサインでポーズをとっているふたりの嬉しそうな写真や、体が傾きながらも車椅子でフェリーに乗っている写真が、元気で羽振りの良かった頃の写真の横に並びました。この外出企画の成功に気をよくしたミカちゃんは、

「今回は急な企画で奥さんと日程が合わなかったから、この次は岸田さんと奥さんが、一緒にどこかに出かけられる企画にしたい。次の目標ができました」

とニコニコして言いました。

食事介助の工夫で、どうにか口から食べていたけれど……

けれどほどなくして、岸田さんは自分の力では食べることができなくなりました。私たちは家族の要望を受けながら、ゼリーや高カロリー食など、飲み込みやすく、のどごしのよい食事を用意し、左右に傾きやすい岸田さんの座る姿勢を保つために、椅子の高さを調節し、座布団の形を変えたり、クッションを当てる位置を調節したりしながら、足が地面について前屈みになる姿勢をつく

り、食事はすべて職員の介助で行うことにしました。

まずは「食べる」という気持ちになってもらうために、ベッドで横たわる岸田さんに、

「おはようございます。岸田さん。朝ごはんですよ。お天気もいいし、一緒に食べましょう」

と大きくゆっくりと声をかけ、表情をしっかり見ることを心がけました。視線は合うか、軽いうなずきはあるか、何か言おうとしていないか、快・不快の状態は読み取れるか、といったことを注意深く確認します。こうした表情と体の傾き方によって、私たちは今の岸田さんの気分や体調をとらえていきました。

そして、職員の声かけや身振り手振りでモグモグ、ゴックンという咀嚼《そしゃく》・嚥下《えんげ》のリズムを引き出し、さらには、あごの下に手を添えるなどしてあごの動きを促す、といった働きかけをしながら、その日その日の岸田さんの食事介助を工夫しました。

食事量にはムラがあります。職員は、「全量摂取」つまり、なんとか全部食べてもらいたいという気持ちがついつい強くなるので、岸田さんの表情を見て「無理に食べさせていないか」を確認しながら、食事介助を続けました。

このように、可能な限りの手立てを尽くしましたが、数ヵ月後には、すぐにむせてもどすようになりました。熱が出てきて誤嚥性肺炎の疑いもありました。施設の医師が家族を呼び、

「肺炎を起こしているかもしれませんが、病院に行きますか?」

と尋ねると、奥さんが、

「病院に行っても、もう点滴と抗生剤の治療くらいしかできないでしょ。だったらここでも変わらないので、ここにいたいです」

と答えました。

覚悟ができていたはずの奥さんに迷いが生じた

そうして施設でできる範囲の対応をすることになり、家族の希望を受け、医

師の指示で点滴が始まりました。熱が下がって少しくらいは会話ができるようになりましたが、目は天井を向いたまま、口は無防備に開いたままの状態で、ボーッとしている時間が一日の大半を占めるようになり、もはや以前のように口から食べることはできなくなりました。

「このままだったら衰弱していくばかりですが、チューブは入れますか？」

と奥さんに聞いたところ、

「主人は50代で脳卒中になり、それ以来20年苦しんできました。この人に、もうこれ以上頑張れと言う気はありません。チューブは入れないでください」

という答えが返ってきました。

担当医はチューブを入れず点滴もしなければ、確定ではないけれど、おおよそあと1週間くらいの命だろうと伝え、奥さんも納得されました。

長い闘病生活を通して、すっかり覚悟ができているように見受けられた奥さんですが、今続けている点滴を今後も継続するかどうかの話になったとき、はじめて迷いが生じました。いったん始めた医療行為を途中でやめることは、それを始めるかどうかの選択以上に難しい決断です。

「あれもこれも全部やらないでなんて、私、なんだか乱暴な奥さんみたいね」

「いいえ、そんなことはないですよ」

「じゃあ……せめて点滴だけはしてもらおうかしら」

ということで、引き続き点滴が行われました。もう熱が出る元気もなくなったので抗生剤の投与はやめ、ちょっとしたビタミンと水だけの点滴が一日に800cc、後半は500ccに減りました。結果的に、岸田さんはこの点滴だけで1ヵ月もちこたえました。

今日このときを一緒に生きていることを大切に

体についていた脂肪はすっかり落ち、肋骨が浮き出ておなかが洞穴みたいにへこみ、あらゆる骨格がくっきりと浮かび上がって見えました。

その姿がなんとも痛々しくて、「奥さんがチューブは入れないと言ったときに、『じゃあ点滴もやめましょうね』とはっきり言ってあげたほうがよかったな」と、私は反省しました。

一方、ミカちゃんはそんな状態の岸田さんに、これまでと変わらずに接していました。

「さあ、今日も岸田さんのお風呂だ」

「岸田さん、お手洗いに行くよ」

「看護師さんが言ってたけど、骨がもろくなってるから気をつけなきゃね」

ミカちゃんは、ターミナルケアだからとか、もうすぐ亡くなる人だからていねいにケアするのではなく、大好きな岸田さんが少しでも快適に過ごせるようにと頑張っていたのです。

私がミカちゃんに、

「岸田さん、あのとき海に行ってよかったね。あれが生涯最後の旅行になったね。あなたはそういう心に残ることを企画したんだよ。頑張ったね」

と言って褒めても、

「でもまだ奥さんと一緒に行けてないんです。岸田さんが海を見たときの嬉しそうな顔を奥さんにも見せてあげたい。岸田さんも奥さんと一緒だともっと嬉しいはずだから……」

と、相変わらず次の目標のことばかり口にしていました。

その話をした頃には、当の岸田さんにはほとんど反応がなく、もしかしたら今夜亡くなってもおかしくないという状態でしたが、ミカちゃんは岸田さんがもうすぐ亡くなるかもしれないという事実より、今、今日このときを一緒に生きていることを大切にしていたのです。

泣くに泣けない家族の心を解放した介護士の涙

そして、やはりほどなくして最期のときが訪れました。奥さんと、施設からの知らせでかけつけた2人の息子さん、それぞれのお嫁さんに看取られて、岸田さんは息を引き取りました。奥さんは少し涙ぐみながらも、

「最後までここの皆さんと過ごせて、本当によかったです」

と笑顔を浮かべて言いました。脳卒中を患って20年、そしていよいよだと言

われてからの1ヵ月を経て、家族は気持ちの整理ができていたのでしょう。息子さんたちも岸田さんの死を穏やかに受けとめていました。

そんな中でひとり泣き崩れていたのがミカちゃんでした。

「岸田さん、目を開けて！　ええー、死んじゃうのー。もう一度海を見に行こうよ！」

岸田さんのベッドサイドにしゃがみ込んで泣き続けるミカちゃんの背中に手を当てて、奥さんが慰めます。

「ありがとね。お父さんのためにこんなに泣いてくれて……。もう一度一緒に海に行ってあげられなくてごめんなさいね」

長い介護を通して病院での治療も施設での生活も経験し、二度と回復することはないという事実を深く受けとめ、心の整理がついている家族は、決して冷たいわけではないけれど、もはや泣くに泣けない状態になっています。そのせいで非難されることは何ひとつないけれど、涙の出ない自分たちに何かしらわだかまっていた家族の心を、泣きじゃくるミカちゃんが解放したような気がしました。そういう意味で若い介護職員の存在はとても大事です。

　ミカちゃんにとって岸田さんは、おそらくはじめて最期を看取った人でしょう。看取りという感覚もなかったかもしれません。かなり弱っているとか、いつ様子が変わるかわからないから夜間の巡回はこまめにとか、そういう情報や知識は頭の中に入っていても、今日も明日も明後日も、岸田さんを介護する日々が続いていくと信じていたことでしょう。

　ターミナルケアなどという意識的な関わりではなく、大好きな岸田さんに毎日会えることが楽しい。それがミカちゃんの介護でした。そのまっすぐな気持ちは、〝汚れちまった悲しみ〟がすっかり身に染みついてしまった私のようなおばさんには、残念ながらどこを探しても残っていません。

声は聞けなくても、気持ちの中ではたくさん話せた

　岸田さんが亡くなったとき、

「こんなに痩せられてしまって、さぞ痛々しく感じられていたでしょう。点滴

のことをもう少しはっきりお伝えしたほうがよかったでしょうか」

と申し上げたら、奥さんはこう答えました。

「20年も寝たきりで苦労した主人だから、もう何もしないと、私は半分強がりのように言いました。でも、いつ死ぬかわからないと言われてから点滴で命を延ばしてもらった1ヵ月のあいだに、ずいぶん心の整理もさせていただいたし、自分の判断は間違っていないという確信ももてました。それに、寝たきりになってから主人がどんな気持ちで過ごしてきたかをゆっくり聞くこともできたから、私にとってこの1ヵ月はとても貴重でした」

おそらく会話らしい会話はできなかったと思います。けれど声は聞けなくても、気持ちの中ではたくさんのお話ができたのでしょう。

岸田さん本人にとっては、もしかしたらつらい1ヵ月だったかもしれません。けれど、岸田さんの家族、中でも奥さんにとって、最後の1ヵ月は決して無駄な延命ではなかったと、私たちは思っています。

第2話 病院に行くか、施設にいるかで揺れ続けた家族

佐野さんは90歳を超えて心臓が弱り、ぐったりした様子を見た家族の希望で、総合病院に入院して検査を受けて施設に戻ってきました。

「心臓だけじゃなく全身がボロボロで、いつ何があってもおかしくないと言われました。今度アクシデントが起きたら、意識レベルがぐーんと落ちるそうです。私たちももう何もしたくないので、この施設で最後までよろしくお願いします」

奥さんにそう言われて、私は、

「入院はたいへんでしたね。でも何もしないと決められたのなら、私たちもここで一所懸命お世話しますから」

と答えました。

「何もしない」と覚悟を決めたはずだったのに……

この家族は入院、検査を経て医師の説明を受け、再び施設に戻ってくるという過程を通して、佐野さんの病気やここでのターミナルケアの意味を理解し、ある程度の覚悟もできたのだろうと思っていました。

ところがしばらくして、佐野さんが今度は熱を出し、みるみるうちに脱水症状が進み、うわごとを言い始めました。

「どうしたらいい、どうしたらいい？」

と、奥さんはパニックに陥りました。

「お母さん、病院の先生が言っていたのはこれですよ。佐野さんは今、『いつ何があってもおかしくない』の『何が』が起きてるんです。でも、ここで私たちができる限りのことをして、最後まで穏やかに過ごしていただこうとしていますから安心してください」

そう説明する私の声も、まったく届きません。

「えーっ、どうしたらいい？」

「だから、お母さん、何もしないって決めたんじゃないですか?」

「何もしないったって……ああ、娘を呼ばなきゃ」

しばらくして、3人いる娘さんのうち、長女さんと三女さんがやって来ました。

「お母さん、何もしないって言ったじゃない」

と、三女さんが私と同じことを言いました。

「でも、何もしないで後悔するのは私たちよ」

と、長女さんが反論します。

そうこう言い合っているうちに、遠方に住む次女さんが到着しました。三姉妹の中ではこの人がいちばん気持ちがしっかりしている印象を受けました。この次女さんが「病院には行かない。何があってもここを動かない」と言ってくれれば、今後の方針はバシッと決まります。それを期待していました。ところが次女さんは、

「お父さんは熱が出て苦しそうだから、病院で熱を下げてもらおう」

と言ったのです。

施設の医師の判断で再び病院に

「えっ!! 次女さんまで、そうなっちゃうの!?」

職員たちは佐野さんのことが大好きだったので、

「先生、今病院に行ったら、もう戻れないですよね。せっかくここで看取ることに決めていたのに……。もう一度うちで看るって言ってくださいよ」

と施設の医師に頼みました。それを受けて医師が「本当に病院に行っていいんですね」と確認すると、

「どうしたらいいんですか? 先生の言う通りにしますから」

と、奥さんが再び揺れ始めました。

「はっきり言ってあの家族はまだ意思が決まっていない。そんな状態で、ここでターミナルケアをしても、娘さんの言う通り後悔が残るかもしれない。それではよくないから、病院に行ったほうがいいだろう」という医師の判断で、入

院の指示が出ました。

現場の職員は「何か納得いかない」と思いながらも、はっきりと言い切れない自分たちを歯痒《はがゆ》く感じていました。それでも医師に入院と言われれば、退居の準備をするしかありませんでした。

次々と決断を迫られ、医療依存度は高まるばかり

病院では、「心臓はかなり悪いです。体じゅうがボロボロです。何があってもおかしくない状態です」と、前回のときと同じ説明がされました。ところが苦しんでいる父親を目の前にした家族は、前回とは深刻さの度合いが違います。

「お父さん、重病でした。もう施設には戻れないかもしれません。どうしよう」

と、私に電話がかかってきました。

「重病も何も、入居されているときから佐野さんはそうなんですから、ウチ

(施設)は、いつ戻って来られてもいいですよ」

と、返事をしましたが、結局、家族は入院を続けるほうを選びました。

その時点から再び検査が始まり、酸素吸入が始まり、オチンチンにカテーテルを留置しておしっこの管理が始まり、栄養補給のためのチューブが入ります。でもチューブを通して栄養剤が入るだけでも本人の負担になるというので、次は「血管から直接栄養を送り込むIVH(高カロリー輸液)を始めたい」、さらには、「痰を自分で吐き出せずに窒息するかもしれないので、喉に穴を開けて吸引・吸痰をしたい」と、病院は次から次へと家族に新たな決断を迫ってきます。

家族としては、窒息と聞けば喉に穴を開けてくれと言いたくなるし、このままじゃ栄養がとれなくてやせ細ると聞けばチューブを入れたくなります。それも負担になると言われればIVHも入れたいし、酸素吸入すれば楽になると言われれば酸素も入れたくなります。佐野さんの家族は特に第三者の意見に左右されやすい傾向が強く、こうして佐野さん本人の医療依存度はどんどん高くなっていきました。

奥さんからは「どうしたらいい？」とたびたび電話がかかってきました。けれど介護老人保健施設の場合は、病院に入院した時点で施設は退居したことになるため、こちらから積極的に意見が言える立場ではなくなります。しかも私は家族の話を聞いただけで、病院の医師がどんな説明をしているかは確認していないので、安直にアドバイスすることはできません。私がせいぜい言えるのは、

「お母さん、もう一度先生の話をよく聞いてみてください。それもひとりで聞かず娘さんと一緒にね。先生は何度でも説明してくれますから」

ということくらいでした。

しばらくすると、いちばんしっかりしている次女さんからも電話がありました。

「母から聞いたと思いますが、私たちはどうしたらいいんでしょう。面会に行くたびに管や器具が増えてるんですよ。それって、いったいどういうことです

か？」

「どういうことですか？」と聞きたいのはこっちのほうです。それに、私たちが責められているような強い口調で言われたものだから、「こちらが娘さんから文句を言われる筋合いもないんだけど」とも思ってしまいました。

施設でできること、できないこと

おそらく、不安や不満を誰かにぶつけたかったのでしょう。次女さんは最後に、

「どうせ、もうそちらには戻れないんでしょ」

と言いました。それを聞いて、佐野さんの家族はまだ私たちを求めているんだと思い、

「ご家族さえよろしければ、戻ってこられてもいいですよ」

と答えました。

「気管切開したら1時間おきの吸引・吸痰ですが、本当にいいんですか？」

「ええ、やりますよ」

「ＩＶＨが始まったら24時間連続ですが……」

「ショートステイのご利用ならＩＶＨにも対応しますが、長期のご入居の場合は、末梢からの点滴か、鼻腔か胃瘻の経管栄養に替えてもらえれば大丈夫です」

「本当にできるんですか？」

「できる、できないじゃなくて、それがその方に必要だというのであれば、私たちは頑張ります。ただし病院ではないですから、救命救急を目的とした病院と同じことを求められても、それは無理な話です。ご存じのように、うちは看護師よりも介護士のほうが多いです。吸引・吸痰は介護士の中で訓練した者がやりますが、看護師ほど上手にはできないかもしれません。お医者さんはいますが、複数の先生が24時間ついている状態ではありません。病院のような器具もないし、検査もできないので、変化に気づかないまま亡くなられることもあります。だけど、うちでできる範囲のことは精一杯やらせていただきます」

「ああ、じゃあ何もしないというのは、放ったらかしにするわけじゃないんですね」

と、一通り納得した様子でした。

それにしても、同じ内容の説明を、何回しただろうかと思っていると、

「ところで、先生は毎日来てくれますよね。いつでも診てくれるんですよね」

と聞いてきました。

「うーん、確かに昼間は常勤の先生がひとりいます。でも、その先生がしょっちゅうお部屋に行って酸素の量を細かく調整したり、刻々と変わる数値を見ながらその都度薬を替えたりするといった、病院のような対応はできません」

「そうなんですか。ああ……もう私、どうしていいかわからない……」

より積極的な医療と、穏やかな最期のどちらを選ぶのか、どこで折り合いをつけていくのかをめぐって、家族の思いは揺れ続けます。佐野さんの家族の場合、その揺れ幅がひときわ大きかったので、病院のほうでも対応に苦慮しているようでした。

その後、佐野さんは施設と病院を何度か行ったり来たりして、結局最後は病院で亡くなられました。

これは本人にとってはかなりの負担になったと思います。「このまま施設にいるほうが、佐野さんにとっては幸せだと思う」と、一歩踏み込んで言ってあげるべきだったかもしれない。家族の決断を尊重するというのを、私たちは〝逃げ〟にしていたのではないか。そんなふうに、私自身も考えさせられました。

家族には「これで良かった」と言い切る

でも、最後まで揺れ続けるのがこの家族らしい対応だったのかもしれません。

家庭内では強い強いワンマンだった佐野さんは、何事もひとりで決め、家族は唯々諾々とそれに従ってきたそうです。だからいざというときになっても、佐野さん自身の言葉が直接聞けない状態では、何も決断できなかったのでしょう。それを私たちの意見に従うようにして決めていたら、家族にはいつまでも後悔が残ったかもしれません。

佐野さんが亡くなられてしばらく後、私たちの施設に挨拶に来られた奥さんに、

「最後まで迷ってばかりで、本人にはつらい思いをさせたんでしょうか？」

と聞かれた私は、

「お母さんと娘さんたちがさんざん悩まれたのは、お父さんのためを思ってのことですから、佐野さんもきっとわかっていらっしゃったんじゃないでしょうか」

と答えました。

私たちは、どんなに疑問や反省の残るターミナルケアであったとしても、家族には「これで良かった。大丈夫です」とあえて言葉にしています。対応として、仕事として反省するのは、私たちの問題です。家族に対しては、「良かった」と言い切ること、それが家族以外の第三者の務めだと思っています。

第3話 危篤状態の母を病院に送ることに決めた娘の思い

キクヨさんは夫を自宅で看取ったあと50代の後半からひとりで暮らしていました。70歳の頃に脳卒中で倒れて入院し、右足が不自由になりました。が、懸命なリハビリ訓練が功を奏して何とか歩けるようになり、退院して少し不自由になった体でひとり暮らしを続けました。

けれど、それから数年後に脳卒中が再発しました。今度は左側の手足にも麻痺が出て、歩くことができなくなりました。その後は病院と施設を、期限がきたら移るという、転々とした生活を続けていました。

娘さんが近くで暮らしていましたが、公務員として働き、職場では中間管理職の多忙な身。家には夫と2人の子どもがいて、さらに夫の両親とも同居しています。そんな状態でキクヨさんと一緒に暮らすことはできず、85歳のとき私たちの施設に入居しました。施設としては3つ目だったそうです。

施設での時間を楽しんでいた仲良し母娘

娘さんの職場と自宅のちょうど中間あたりに施設があり、娘さんは仕事帰りによくお母さんの顔を見に来ていました。いつもほんの数十分いて帰るという慌ただしさでしたが、娘さんがやって来るとキクヨさんもよく笑い、ふたりで楽しそうにしていました。とても仲のいい母娘だということが、傍目にもよくわかりました。

入居から数年後、すっかり弱ったキクヨさんはベッドで過ごす時間が長くなっていました。職員は入浴と排泄については今まで通りにと介助しながら、普通のお風呂に入ってもらうこと、座った姿勢で排泄することを大切にしていました。ただ食事だけは、キクヨさんは「もう、いらない」という表情で拒否し、食べられるのは口当たりのよいゼリーだけになっていました。

私たちははっきり言葉にはしていませんでしたが、キクヨさんはこのまま、いわゆる老衰で亡くなられるのだろうと思っていました。

施設で穏やかな最期を迎えることを望んでいたけれど……

そんなある日、キクヨさんに大量の下血がありました。キクヨさんはすでに90歳を超えていましたから、これは命にかかわる変化だと思い、私たちもいよいよキクヨさんのターミナルケアが始まると覚悟しました。

下血は肛門から出血することです。出血の原因や部位は検査しなければわかりませんが、おなかの中にある臓器に何らかの問題があって出血しているのです。ですから私たちは、病院の受診も含め、キクヨさんを動かさないほうがいいと思いました。

キクヨさんは、「私もじいちゃんみたいにポックリ逝きたい。病院に運ばれて死ぬのはいやだ」と常々話していたので、娘さんも「ここで最期を迎えます」と、迷わず答えるものだとばかり思っていました。

ところが、職場から駆けつけてきた娘さんにキクヨさんの状態を伝え、

「どうされますか？　よろしければ、ここ（施設）で最期を看取らせていただければ、私たちはうれしいですが……」

と尋ねると、

「ありがとうございます。母は病院が嫌いなんですよね。年も年ですし、病院に行っても良くなるとは限りませんよね。いやな検査もありますよね……。でも、1日だけ考えさせてください」

と言って自宅に帰っていきました。

その夜、私たちはただじっとキクヨさんを見守ることしかできませんでした。

翌朝、娘さんがやって来て言いました。

「昨日あれから主人ともよく話し合い、最終的には私が自分で決めました。母を病院に送ってください」

それを聞いて、私たちは一瞬驚きましたが、娘さんの意思が固いことは表情から読み取れたので、

「わかりました。すぐに手配します」

と言い、慌ただしくキクヨさんを病院に送り出しました。

しかし職員たちには、「本当にこれでいいのか」という思いが残りました。

入院後のキクヨさんの様子が気になり、私たちは何度か面会に行きましたが、そのたびに体につけられた管が増え、意識レベルが落ちていました。結局、入院して2週間ほどで、キクヨさんは亡くなられました。

わがままは承知で、母を少しでも長く生かしたかった

それからしばらくたって、娘さんが施設に挨拶に来てくれました。

「ごめんなさい。皆さんがせっかくこちらで看取ると言ってくださったのに、母は病院で亡くなりました。病院に送り出したのは私のわがままです。

私は母が大好きでした。仕事の帰りにこちらに寄って母の顔を見るのが楽しみでした。母がいたあの部屋は、唯一私が娘に戻れる場所だったんです。家では妻、母、嫁の三役をこなし、仕事も忙しくて、いつも時間に追われていました。そんな毎日の中で、あの部屋で、母と一緒に過ごすときだけは心からくつろげました。ときには泣き言を言って母に甘えていました。だから母にはもっと生きていてほしかった。あの部屋をいつまでも残しておきたかったんです。皆さんには本当によくしていただきました。母がこちらで楽しそうにしていたのが、今の私のただひとつの救いです。ありがとうございました」

その言葉を聞いて、娘さんがなぜ病院を選んだのか、私も職員たちもはじめてわかりました。

それでもなお、キクヨさんのこの最期に対して、職員たちの胸の内には多くの疑問が残っていました。何よりわだかまっていたのは、キクヨさん本人が、元気な頃から「病院はいや！」とはっきり言っていたのに、それを聞いていた私たちが、その意向とは異なる娘さんの思いを優先したことです。

最後の最後まで、お年寄りの立場に立って、立って、立ち通すのが、私たちの仕事です。本人の意向と家族の意向とが異なるとき、本人の代弁者として、家族に対してはっきり発言するのも私たちの仕事ではないのか。そう思いながらも、「母親本人によけいな苦しみを与えるかもしれないけれど、1日でも長く生きてほしいから病院へ」という、悩みに悩んだ末の娘さんの判断が私たちの前に示されたとき、私たちは、本人ではなく娘さんの判断を受け入れました。

去り逝くキクヨさんの本意とは異なる判断をした娘さんは、母の亡きあと、その判断を通したわがままな娘として、それから先の人生を生きていかなければなりません。娘さんにはその覚悟がありました。だからこそ私たちは、介護職の本来あるべき立場からは外れていたかもしれませんが、娘さんの判断を受け入れたのです。

「あなたが一所懸命考えて、決めたことなら、いいよ、それでいいよ」と、きっと母に許されながら、娘さんは生きていくことでしょう。

どんな決断であれ、全力で応援する

「キクヨさん、最後までよく頑張りましたね」

「娘さんはわがままとおっしゃいますが、その気持ちに応えて亡くなったんだから、きっと本望だったでしょう」

などとみんなが話すのを聞いて、娘さんもホッとした表情を浮かべて帰っていきました。

ターミナルをどこでどう迎えるか。それについて、あらかじめこれが正解だと言える答えはありません。それぞれの家族が個別の事情を抱えている中で、子どもが一所懸命に悩んで決めることが大事です。どんな決断であれ、全力で応援するのが私たちの役目なのだということを、キクヨさんの娘さんの選択を通して改めて強く思いました。

第4話 ALSのわがままオヤジに教わったこと

ALS（筋萎縮性側索硬化症）の川口さんは、ときどきショートステイを利用しにやって来る70代の男性でした。ALSは全身の筋力が徐々に弱まっていく原因不明の難病です。

川口さんは歩けなくなってもおむつは一切拒否し、自力で首を支えることができないため介護士が2人がかりでトイレに座る介助をしました。手は動かないけれど新聞を読みたいからと、職員が新聞を広げ、手がふるえるまで持っているようにと言われることもありました。体の向きを変える体位交換に加え、手足の関節の角度を変えるよう、何度も何度も訴えを繰り返します。このように、きわめて要望の多い利用者でした。

頻繁に吸引・吸痰が必要でただでさえ手がかかる上に、ちょっとしたことでナースコールを鳴らします。夜勤では20人の入居者を1人の介護職員が担当する態勢のため、すぐには対応できないこともあります。すると、

「コールしたのに、なぜすぐ来ないんだ!」

「吉田さんのトイレ介助をしていたんですよ」

「あっちの認知症の馬鹿ババアのションベンなんかより、俺の痰のほうが大事。俺は命がかかってるんだから」

と言うのです。残念なことに、川口さんは普段から認知症のお年寄りを馬鹿呼ばわりし、しばしばこんな悪態をついていました。職員は腹が立って、

「痰もおしっこも、どっちも大事!」

と言い返します。そんなケンカがしょっちゅうでした。

人一倍手のかかる川口さんがショートステイから入居に

それでもショートステイなら、期間が過ぎれば自宅に帰っていきます。「あと3日」「あと2日」と職員同士で声を掛け合い、乗り切っていました。

ところが自宅で介護していた奥さんの具合が悪くなり、これ以上介護をするのは無理だから入居したいという話になりました。入居の職員はショートステイの職員から聞きかじった情報しか知らないので、「たいへんだとは言っても何とかなるだろう。家族が困っているのだから、受け入れないわけにはいかない」と、引き受けることにしたのです。

川口さんは案の定、入居の職員もさんざん手こずらせました。ショートステイのときと同様に2人がかりの介助でトイレに行き、普通のお風呂にも入りました。自分で自分の首を支えられないほどのグニャグニャした体ですから、それを介助する職員は何度も入浴の講習会を開き、みんなで練習していました。

食事もすべて職員が口まで運び、むせないように気をつけ、時間をかけて慎重に介助しました。夜はウイスキーで晩酌するのが好きで、職員はそれにも付き添いました。

そんな要望の多い川口さんも、しだいに症状が進行し、ある日、自分の痰を出し切れず、吸引も追いつかず、みるみるうちに呼吸停止状態に急変しました。

「オレは死んでもいい」と言っていたのに……

川口さんは日頃から、「人工呼吸器に頼るくらいなら死んだほうがいい。何が起きても何もしないで、このまま死ぬんだ」と言っていましたから、心臓マッサージと、吸引・吸痰の処置でつないでいた看護師もそのつもりで覚悟を決め、この急変状態にあって、改めて本人の意思を確認してくれと私を促しました。それを受けて、

「川口さん、一言でいいから返事してください。救急車は呼ばなくていいですね」

と大声で呼びかけると、もはや虫の息の状態の川口さんが弱々しい声で、

「びょういん……よ・ん・で」

と言ったのです。それで大慌てで救急車を呼び、病院に搬送しました。

最後までお騒がせで何かと腹の立つ人ではありましたが、そのときはみんな

が心底、「助かればいいな」「元気になってくれればいいな」という気持ちで見送りました。

「早く施設に帰らせてくれ」

幸い、川口さんは救急病院で治療を受けてもち直しました。「よかったな」と思って面会に行くと、

「ここはナースコールもろくに取りゃあしないし、こんなところにいたら殺される。早く施設に帰らせてくれ」

と言うのです。

「あなた、ここだから助かったんですよ」と言いたい気持ちをおさえて、「わかりました」と返事をしました。

そして、担当フロアの全職員が参加するフロア会議の席で、川口さんの言葉を伝えました。すると、その場が騒然としました。最初はオニの正体を知らないから引き受けることができましたが、今度は正体を知ってしまったオニが戻

ってきたいというのですから、「とんでもない」というのが職員の反応です。彼らの口から川口さんへの文句が次々に飛び出します。看護師はいよいよ頭にきて、

「だいたいあの人は往生際が悪いよね。人工呼吸器をつけないと言ったからには、自分の痰で死んだってしかたがないじゃないの。それをちょっと苦しくなるとすぐに吸引しろって、しょっちゅうナースコールで呼びつけるんだから……」

「本人の要望を聞いていたら、ほかの利用者さんの介護が全然できなくなる。それがいちばんいやだ」

「それにさ、ほかのお年寄りを馬鹿とか汚いとか言ってなじるでしょ。あれが本当にいやになる」

川口さんの嫌なところを職員みんなが、ひとしきり吐き出すように発言し終えると、その場がシーンとしました。

病院ではできない介護をしていると自負する声も

「でもうちが引き受けなかったら、川口さんの帰る場所はないよね」

と、誰かが言い出しました。それをきっかけに、

「あのじいさんがいないフロアって、なんだかうちの施設じゃないみたい」

「僕たち、上等なことはできないけれど、じいさんが帰れる場所にはなれるかもしれない」

「足を曲げろ、伸ばせといろいろ言ってくる川口さんに対応できるのは、私たちだけかもしれないよね」

病院ではできない介護を、うちの施設ではやっていると自負する声も出てきました。私は一連の話し合いを横で聞いていて、「(川口さんのいる) フロアの職員の気持ちは決まったな」と思いました。

けれど、物事は気持ちだけでは進んでいきません。フロア会議の結果を主任会議やサービス担当者会議にかけて勤務態勢や人員配置を見直し、川口さんを受け入れるための具体的な手順を明確にしていきました。職員の思いがあって

なお、この点を整理しないとターミナルケアは展開できません。

施設職員を総動員し、特別シフトで命を支え抜く

それまで夜勤は40人のお年寄りを2人の職員で看る態勢でしたが、これを3人に増やし、そのうちの1人は川口さんだけにつくことにしました。2人の夜勤者を3人にした分、昼間の介護職員の配置が手薄になるため、相談員、リハビリテーション職員、厨房のおばちゃん、事務方の職員まで総動員して、3階の昼間の介護業務をみんなで支えるという態勢にしました。そして勤務表を作成し直し、私たちらしいチームケアをつくっていったのです。

人に寄り添うということは、まず「この人を大切にしたい」という思いがなければできませんが、その気持ちを具体的な業務とし、継続性をもって果たしていくためには、組織と法律の根拠が必要だということを、職員たちはこの一連の過程を通して学びました。

そして、川口さんが病院から戻ってきました。

さんざんケンカして「あんなオヤジなんか大嫌い」と言っていた職員が、一対一で一晩付き添っていると、川口さんは声を絞り出すようにして「ありがとうな」と言い、さらに自分の気持ちを短い言葉で伝えてきました。

いつも呼びつけて吸引・吸痰をさせていた看護師には、「おまえの吸引がいちばん上手だった」と伝えました。

「おまえなんか、あっち行け」と、最初は自分の体を触らせなかった新人介護士には、「本当に入浴介助が上手くなった」と言って褒めてくれました。

女性職員全員に、「おまえと飲んだ酒がいちばんおいしかった」とも言ったそうです。

そうしてフロアの介護職員の夜勤が一巡した頃、川口さんは亡くなりました。亡くなったのは真夜中でしたが、自宅にいた非番の職員も駆けつけてきました。亡くなったあと、フロアの職員全員と家族とで最後の入浴介助を行いました。

川口さんは、いつの間にかすっかり人気者になっていました。

職員1名が完全に川口さんにつくというこの夜勤態勢は、川口さんのためというよりも職員のためになったと思います。

職員が本当につらかったのは、従来の夜勤態勢で同時にナースコールが鳴ったとき、どちらかを選ばなければならないことでした。川口さんがわがまま放題だといっても、体がつらいことは確かなので、すぐに要求に応じられないことには、申し訳なさや歯がゆい気持ちもあるのに、そんな事情を斟酌《しんしゃく》せずに文句を言ってくる川口さんに反発し、ケンカになっていたのです。だから、ナースコールを選ばずすぐに寄り添える夜を過ごせたことは、職員にとってたいへん有意義なことでした。

それと同時に、ひとりの命を最期まで支え抜くことができたのは、施設で働く全員の協力があったからだということを、職員たちは実感できたと思います。

第5話

認知症の母の一言で決めた父の最期

大木さんは舌がんを患い、私たちの施設に入居したときには手術で舌を切除していました。そのため、言葉はもちろん声を出すこともできず、いつもイライラしていました。

そのときどきの大木さんの要望は、筆談や身振り手振りで私たちに示されます。若い介護職員たちが、職人気質の大木さんの気持ちを先回りして読み取り、テキパキ対応する、なんていうのはとても無理なことで、「どいつもこいつも、気が利かない」と、大木さんはいつも怒ってばかりいました。

そのうち、喉に腫瘤ができ始めました。がんが再発したのです。今度は咽頭がんでした。腫瘤はだんだん大きくなり、やがて食事がしづらくなってきました。舌を切除しているため、もともと食べにくい食事を努力して食べていたのに、さらに食べづらくなったこと、それががんの再発のせいであることが、大木さんの元気をどんどん奪っていきました。このままではがんの前に栄養失調で亡くなる恐れがありました。

このとき大木さんはまだ70代の後半でしたから、家族は何もせずに見守るという心境にはなれなかったのでしょう。娘さんの強い希望で医師に紹介されたがんセンターを受診し、鼻から経管栄養のチューブを入れてもらいました。

痛み日記をつけ、みんなで取り組んだペインコントロール

栄養状態は回復しましたが、そうなると喉の腫瘍も同じように栄養を補給され、大きくなってきます。見た目にもそれがわかるほどでした。担当の医師からは、そのうち腫瘍が頸動脈を食い破り、おそらく失血性のショックで亡くなるだろうと言われていました。

大木さんは表情が険しくなり、がんの痛みも出てきて何度も何度もナースコールを鳴らすようになりました。職員たちは大木さんに少しでも楽になってほ

しいと、ペインコントロールを始めました。

「最大に痛いのが10だとしたら、今はどれくらいですか?」と痛みの度合いを問い、それを受け止め、痛み日記をつけてみんなで情報を共有します。それを繰り返すうちに、職員たちは少しずつ痛みが出る頃合いをつかみ、痛みが出る前に痛み止めの薬を使えるようになりました。

それでもがんの勢いは止められません。私は毎日退勤する前に大木さんのベッドサイドに行き、挨拶しつつ様子を見ていました。日に日に弱っていくのは、誰の目にも明らかでした。

「今夜あたりそろそろかな」と思った日の深夜、私の携帯電話が鳴りました。その日の夜勤担当職員は、私には何を考えているのか理解しがたいところのある、宇宙人のような若い新人介護士のひとりでした。真夜中にかかってくる電話のほとんどは、お年寄りの急変や事故を知らせるものです。このとき、電話をかけてくる職員は、たいていの場合慌てて緊張しているので、私はゆっくりした口調で電話に出ます。

「こんばんは。どうしましたか？」

「大木さん、血が……血がドバーッと出て……」

「ああ、ドバーッと出たの。それでどうした？」

「当直の看護師さんが来て、バスタオルで押さえて血を止めています。まっ赤になっちゃって、もう2枚目です」

「わかりました。ご家族には知らせた？　先生には？」

「まだです。髙口さんがいちばん」

「そうか、それならカルテの裏表紙にご家族の連絡先が大きく書いてあるでしょ。そこにあなたが電話しなさい。先生には私から連絡するから」

「ええっ、私が？　ご家族に？」

「そう、今は夜勤をやってる人がいちばん偉いんだから、あなたが電話しなさい。『大木さんが出血してたいへんです。応急処置をしていますから、安全運転で落ち着いて来てください』って。言える？」

「はい、言ってみます」

それから私が急いで施設に駆けつけると、看護師はまだバスタオルを当てた上から、頸動脈を懸命に押さえていました。そして私の顔を見るなりダメだ、というふうに頭を振りました。もう脈もとれないし血圧も測れないような状態でした。

宇宙人介護士同士の交信成立！

そのうちに娘さんが駆けつけ、これはたいへんだと思ったのでしょう。

「特養に入居している母を呼びたいんですが、いいでしょうか」

と言いました。

「ええ、呼んであげてください」

と返事をして、私は先ほどの宇宙人介護士に、

「特養に事情を話して、『職員が迎えに行くから、大木さん（奥さん）の外出の準備をしてください』と連絡しなさい」

と指示を出しました。彼女はさっそく電話をしましたが、どうやら電話に出

た相手も宇宙人介護士らしく、なかなか話が通じません。

「大木さんのおじいちゃんが死にかけています。おばあちゃんに会わせてあげたいから外出の許可をお願いします」

「うーん、外出の許可には理事長と施設長の印鑑が必要です」

「理事長と施設長は今どうしていますか？」

「おうちで寝てます」

「その人たちの許可がないと外出できないんですか？」

「そうです」

「その人たちはいつ来るんですか？」

「明日の朝です」

「うーん、それじゃあ間に合いません」

「でもぉ……。私じゃ決められないし」

そのとき、うちの宇宙人が言ったんです。

「今、夜勤やってる人がいちばん偉いんだよ」

「本当？」

「ホントだよ」

「わかった！」

顔も見たことのない宇宙人同士ですが、横で聞いているとこんなやりとりがあったようで、無事に交信成立です。それからすぐに私たちの施設から車を出して大木さんの奥さんを特養に迎えに行き、奥さんがやってきたのが朝の6時頃です。

改めて最後の決断を迫られる家族

そのときには、看護師のバスタオルによる手圧だけでなんとか出血が止まっていました。大木さんに活気はなく、見るからにグッタリした様子でしたが、ひとまず危機は脱出です。人間の力ってすごいなと、改めて感じました。

そのうち早出の職員たちが出勤してくると、みんなが大木さんのベッドサイドにやってきて声をかけます。

「おはようございます。大木さん、昨日はたいへんだったね。痛くない？」

大木さんも「大丈夫」を示す「グー」に握った手を伸ばし、弱々しいながらもこれに答えています。私は頃合いを見計らって、大木さんのベッドで付き添っている奥さんに聞きました。

「奥さん、改めて伺いますが、大きい病院に行きますか？　救急車を呼ぶなら呼べますよ。がんセンターの先生もいつでも連れてきていいからと言ってくれてます。どうしましょうか」

「私はこのままここにいてもええと思うけど、じいちゃんが喋れたら、大きい病院に行きたいと言うかなあ」

「慌てて決めなくていいですから。ゆっくり考えて、気持ちが決まったら教えてください」

その後、出勤してくる職員の数は時間とともに増え、みんなが次々に大木さんの部屋に顔を出し、このおじいさんがどれだけ頑固だったか、どれだけ怒られたかを、寄ってたかって楽しそうに話します。奥さんは、「そうそう、この人にはそういうところがある、ある」という感じで、ニコニコしてうなずきながら聞いています。当の大木さんは寝たまま手を横に振り、「もう言ってくれるな」と弱々しい動作で訴えます。そんな反応がまたうれしくて、はじめて会う奥さんと介護職員は、大木さんの手を握ってはいろいろな話をしていました。

認知症の母の一言が、迷える娘に決心させた

そうして盛り上がっているうちに昼前になり、今度は奥さんと娘さんとふたりそろっているところでもう一度聞きました。

「改めて伺いますが、ここでお見送りさせていただいてよろしいですか?」

すると娘さんがちょっとうろたえました。

「お母さんどうする? 大きい病院で診てもらったほうがいいかなあ。救急車呼んでもらおうか……」

と迷っています。

大木さんの奥さんは、実は認知症でひとり暮らしができず、特養に入居して

いたのですが、その奥さんが娘に対して、なんと、こう言ったのです。

「あんたねえ、この半日何を見てきたの。私も最初は、ここにこのままいてええんかなあと思ったけど、今はここがええ。ここだからじいちゃんは生きていられる。ここの人たちの声はじいちゃんには聞こえとるよ。私は、じいちゃんはここにおるのがいちばんええと思う」

それでも娘さんは、「大きい病院は?」「救急車は?」「がんセンターは?」とまだ迷い、不安な気持ちをそのまま口にしました。

「それはあんたの言い訳。人ひとりが生きるか死ぬかのとき、大きい病院か施設かなんて関係ない。じいちゃんがここにおるってことがいちばん大事でしょうが。あんたは自分に言い訳しちゃあならん。じいちゃんのそばにいなさい」

奥さんは娘さんにバシッとこう言いました。

私は驚きました。認知症と言われているこの奥さんから、ターミナルケアの真髄に触れる言葉を聞こうとは……。やっぱり、お年寄りはすごいですね。

「人ひとりが亡くなろうとしているこのときにこそ、人としてそこにいなさい。その一点に気持ちを定めなさい」と言い切ったのです。その場に立ち会わせてもらった私は思わず〝気をつけ〟の姿勢になりました。娘さんも今度は心が決まったらしく、「わかった」とうなずきました。

「親孝行させてくださってありがとう」

大木さんはお昼過ぎにもう一度出血しました。最初のときほど多量の出血ではありませんでしたが、もうほとんど反応はありません。それでも心臓は何とか動いていました。結局、最期を迎えたのは夕方の4時過ぎ、出血も何もなく、血圧がスーッと引いて息をひきとりました。

この時間は早出で残っている職員、日勤と遅出の職員がいて、夜勤の職員も出勤してきて、一日のうちで職員がいちばん多く集まっています。みんなで玄関に出て、家に帰る大木さんを見送りました。

ご遺体が車に乗り込んだのを確認して、ドアがバタンと閉められたとき、娘さんがくるっと振り返って大勢の職員の前で言いました。

「本当にありがとうございました。私は結婚もせず、仕事だけを楽しみに生きてきました。当然父に孫を見せてやることもできない親不孝な娘でした。でも、『お前の好きなように生きろ』と支えてくれたのが父でした。父には何もしてあげられなかったけれど、この施設で皆さんと一緒に最期を見届けさせていただきました。私に親孝行させてくださってありがとうございます」

人はときに痛みをともない、血を吐き、意識を薄れさせて亡くなります。大木さんは人が生きること、死ぬことを、そうやって身をもって教えてくれました。ことに宇宙人のような新人職員には、心に響くことがたくさんあったと思います。そんなお年寄りが、直接見せてくれる貴重な死を経験することで、彼らも人としてだんだん育っていきます。

人が生まれること、そして死んでいくこと。現在、これらのほとんどは病院で行われ、日常から切り離されています。

私たちの働く生活支援の場で人の死を見届けることは、年をとって弱って「人が死ぬ」という現実を、日常の中に取り戻すことのようにも思えてきます。

第6話 重度の夫をショートステイに預ける妻のこだわり

倉田さんはときどきショートステイを利用する、重度のパーキンソン病を患った60代の男性でした。40代に発症して以来、自宅で奥さんがひとりで介護してきました。しかし症状が進んで自力では痰を吐き出せなくなり、気管切開による常時の吸引・吸痰が必要になりました。そうなると奥さんの介護負担はますます重くなり、共倒れを回避するために適宜ショートステイを利用していたのです。

倉田さんを受け入れるにあたって、当初ショートステイ担当の主任が躊躇《ちゅうちょ》し、

「うちで預かった場合、20人の入居者をひとりの介護士が看るという夜勤の態勢では、部屋に行ってみたら亡くなっていたという事態が起こる可能性があり

ます。そうなってしまったら、ここまでひとりで頑張って介護してこられた奥さんに、申し訳が立たない。奥さんのそれまでの介護を台無しにしてしまうんじゃないでしょうか」

と私に言いました。

施設での死後発見は、ひとりぼっちで死ぬこととは違う

これは一度奥さんと話し合う必要があると思い、奥さんを交えたサービス担当者会議を開き、その席で主任が、私に伝えた思いをもう一度説明しました。

それに対して奥さんは、

「うちは子どもはすでに独立し、主人と2人暮らしです。私はスーパーに買い物にも行かなければならないし、郵便局にお金を下ろしに行くこともあります。そのとき主人は家でひとりなんです。大根を買うときも郵便局のATMの前で暗証番号を押すときも、『今、痰を詰まらせて苦しんでいないだろうか。息はしてるだろうか。もしかしたら、ひとりで死んでいるかもしれないなあ』

と、そんなことばかり考えています。家に帰って鍵を開けたら荷物を持ったまま主人のところに行き、『ああ、息してる』とホッとして、それからおさんどんをするんです。

ここには職員さんがいますよね。仮に、主人の部屋に行ってみたら亡くなっていたとしても、主人は皆さんの働いているところで死ぬわけでしょ。それはひとりぼっちで死ぬこととは違うから、私はそれでいいんです。むしろ、私が家を離れているときにひとりで逝かせるほうが後悔すると思うの。

ここに預けているあいだ、私は主人のことを忘れることにしています。だから帰ってきたときには気持ちよく『お帰り』と言って迎えられるんです。私が主人を忘れていても、ここの職員さんが主人のことを気にかけてくれているなら、それでいいんです。たいへんでしょうけれど、よろしくお願いします」

と、自分の思いを切々と話しました。

そこまで言われれば、引き受けないわけにはいきません。主任も即座に、

「精一杯やらせていただきます」

と答えていました。

長く自宅で介護を受けてきたお年寄りが、その最期を途中から登場した私たちの介護によって、施設の中で迎えることがあります。それも部屋に行ったら亡くなられていたという場合、家族が後悔することにならないか。死に目に立ち会えないことが、それまでの介護を台無しにしてしまうのではないか。施設介護の職員にはそんな迷いがあります。

ショートステイ利用者の介護の工夫

倉田さんがショートステイを利用する際には、施設から送迎の車を出します。自宅ではほとんど寝た姿勢で過ごしていますが、移動中は少し体を起こした姿勢で、車の振動で体全体が揺れると、痰が吹き出すように多量に排出されます。

「よかった、よかった、たくさん出たね。スッキリしたね」

送迎に付き添う相談員が声をかけ、痰をふき取るために用意したタオルを全部使い切って、倉田さんは施設に到着します。

ショートステイ担当の職員たちは、体調・薬・荷物のチェック、家族・在宅担当医師・訪問看護師・介護士からの申し送りを、記録をもとに確認します。体位変換のやり方、吸引・吸痰のタイミング、経管栄養（胃瘻）の内容は、決して覚えてはいけません。なぜなら利用するたびに少しずつ違っているからです。覚えてしまうと、思い込みでミスが起きやすくなるため、毎回の利用のたびに、新しい気持ちで介護内容をとらえていきます。前回のときと違う介護の内容であれば、それが今の倉田さんの状態です。

奥さんからの申し送り事項も、気持ちの変化によって少しずつ変わってきます。利用当初は「どんな小さなことでも報告してほしい。少しでも様子がおかしいと思ったら救急車を呼んでほしい」という要望でしたが、途中から「急変しても、決して救急車は呼ばないでほしい」に変わりました。そのことは、居宅のケアマネジャーが作成したケアプランにも明記されていました。

月に1回、1週間の利用。倉田さんのショートステイは、このペースで3年ほど続きました。しかしその年の冬、奥さんの体調が不安定になると、ショートステイの利用日数が増えてきました。それとともに月に1回、1週間の利用が2週間になり、3週間になりと、施設にいる時間が、自宅にいるよりも長くなってきました。

いっそ入居したほうが、倉田さん本人も奥さんも楽になるのではないかと、相談員は思い始めていましたが、奥さんのこだわりを無視してはいけないと、そのことは言い出せぬまま、送迎と申し送りを繰り返しました。

そしてある日の夜、夜勤の介護士が倉田さんの部屋に行ってみると、呼吸が非常に浅くなり、見るからに苦しそうにしていました。呼びかけてもわずかに反応があるだけで、明らかに危険な状態だということがわかりました。

介護士は急いで奥さんと医師、相談員など施設関係者に連絡しました。私も連絡を受けて駆けつけ、ほどなくして施設医師もやってきました。医師は倉田さんの診察を終えると、

「いつ何があってもおかしくない状態だから、僕はこのまま待機しているよ」

と言いました。それを聞き、「倉田さんは結局ここで最期を迎えることになるんだな。奥さん、間に合うといいけれど……」と思っていると、しばらくして奥さんが到着しました。

施設医師と在宅主治医の連係で、奥さんの願いが叶った

私は医師の言葉を奥さんに伝え、

「ここで最期を看取らせていただいてよろしいですか？」

と聞きました。てっきり「お願いします」という答えが返ってくるものだと思っていると、奥さんは少しためらいがちに、

「これから主人を家に連れて帰れないでしょうか」

と切り出しました。

「本当に勝手なことばかり言って申し訳ないんだけど、最後の診断は、今までお世話になった在宅の主治医の先生にお願いしたいの」

これはまた難題です。

危篤状態に陥っている倉田さんを、いくら家族の希望だとはいえ、移動させてもいいのだろうか。倉田さん本人を苦しめることになるし、途中で亡くなる可能性のほうが高い。それより、在宅の主治医が施設に来て看取ってくれるなら、そのほうがいいんじゃないだろうか。

「う〜ん」と私がうなっていると、奥さんは、

「主人にお帰りなさいって言いたいの。最期は家で迎えさせたいの」

なおも考え込んでいる私を見て、相談員が、

「本日、退居日ですから、これから帰りましょう。私、送ります。その前に、先生の許可をもらってきます」

と言い、医師を呼んできました。医師が、

「倉田さんは移動中にお亡くなりになる可能性が極めて高いですが、それでもよろしいですか」

と聞くと、奥さんは、

「それも覚悟の上です」

と、きっぱりうなずきました。

「それなら僕も一緒に行きましょう」と、施設医師も同乗し、倉田さんは奥さんと一緒に帰っていきました。

奥さんの願いが届いたのか、移動の車中ではいつものように大量の痰を出すこともなく、倉田さんは無事自宅に帰り着き、自分のベッドに横たわりました。

それから1時間ばかり後に、先に着いて待っていてくれた在宅の主治医に看取られながら、倉田さんは息を引き取ったそうです。

奥さんは願い通り、倉田さんに最後の「お帰りなさい」を言うことができました。

ショートステイと施設入居、それぞれの介護の健全なあり方とは

ご葬儀で奥さんは「20年の介護生活になんの悔いもない」と、喪主として、はっきりとした口調で挨拶していました。

24時間365日ともに過ごす施設入居のお年寄りの介護と、自宅から通って

くるショートステイの利用者の介護とでは、その関係性が違います。

施設入居の場合は、まずお年寄りと職員の関係が日常を通じて育まれ、その充実した関係をよりどころにして、お年寄りと家族はもう一度新しい関係を作ることができます。

ショートステイ利用者の場合は、まず本人と家族の関係があって、その関係がよりよく継続するために、私たちの介護サービスを提供します。そこには家族の強い意思が不可欠で、それなくして継続することはできません。

自分の意思を表現することができず、受け身的だったお年寄りや家族が自分の意思を明らかにすると、時に「わがまま」と言われることがあります。このわがままをどれだけ言ってもらえるか、どこまでわがままに振り回されるかは、人の生きる力を引き出す介護の仕事には大切なこととなります。

だから、施設介護者はお年寄りに振り回されて、在宅を支えるショートステイの介護者は家族に振り回される。

これが私たちの健全なあり方なのだと思いました。

第7話　好きな物を食べて死ぬなら、それでいい

シヅ子さんは戦前からタイピストとして働いていたキャリアウーマンの走りのような女性です。

一度結婚しましたが離婚し、その後はずっと独身で働いてきたそうです。子どもはなく、年をとってひとり暮らしがたいへんになってきたため、80代なかばの頃、私たちの施設に入居しました。

ずっと自立して生きてきた人だけあって、とてもしっかりしていて、お洒落でカッコいい女性でした。

その颯爽《さっそう》としたシヅ子さんが90歳を過ぎた頃、食べる量が減って元気がなくなり、病院を受診したところ甲状腺がんと診断されました。本人の意向と、唯一の身内である甥御さんとの話し合いで、手術や抗がん剤の投与などの積極的

な治療は行わず、経過観察ということになりました。

そのうち甲状腺にできた腫瘍が喉を圧迫して食べ物がスムーズに飲み込めなくなり、ますます食が細くなっていきました。

シヅ子さんを担当していたのは、いつもニコニコ、元気いっぱいのノンちゃんという若い介護職員でした。ノンちゃんはシヅ子さんの好物の長崎カステラを探して手に入れ、牛乳に浸すなど食べやすいように工夫して、少しでも食べてもらおうと頑張っていましたが、とうとう、その大好物さえほとんど食べられなくなってしまいました。

お墓参りの帰りに食べたかき氷

そんなときシヅ子さんが、

「お墓参りに行きたいんだけど、いいかしら。心残りなことがあって、このままでは死ぬに死ねないの」

と言い出しました。その頃には、まだギリギリ外に出かける体力が残っていたので、ノンちゃんが付き添って、車で片道1時間のところにある霊園に行きました。

途中でシヅ子さんの具合が悪くなることもなく、ふたりは無事に戻ってきました。ノンちゃんによれば、シヅ子さんは長い時間をかけてお墓に手を合わせてお参りしたあと、喫茶店に寄ってかき氷を注文し、とてもおいしそうに残さず食べたということでした。

しかし、施設ではほとんど食べられない状態が続きました。心配する職員たちをよそに、シヅ子さんは、

「気がかりだったお墓参りもできたし、もういつお迎えがきても心残りはないわ」

と、とても穏やかな表情を浮かべて言いました。

日頃は穏やかな医師が強い口調で指摘した点滴の誤り

食べない飲まないシヅ子さんの体はどんどん弱ってきて、見るに見かねた施

設の看護師が、点滴をしてはどうかと、施設の担当医に申し送りました。次の日、看護師と私はこの医師に呼ばれ、こんなふうに言われました。

「甲状腺がんの末期の人は、いつも何かで首をしめられているような感じなんだ。でも簡単には死ねない病気でもある。君たちは少しでも元気になってもらいたいと思って点滴をしたいんだろうけど、それはご本人をずっと苦しめることになるんだよ。『食べないと死んじゃう』って言うけれど、『もう死んでいくんだから食べられない』ってこともあるんだ。自分が見ていてつらいから、そのつらさを紛らわすために無理に食べさせたり点滴したりするのはどうかと思うよ」

日頃は穏やかなこの医師の、いつもとは違う強い口調が心にずっしりと響き、「こういう医師が現場に来るようになったんだ。本当にありがたいな」と思いました。そして、自分がまだ介護職に就いたばかりの頃のことを思い出しました。

よかれと思ったことが本人を苦しめていた若き日の失敗

当時の私は、だんだん食べなくなったあるおばあさんに、流動食をシリンジ(注射筒)に入れて口の横からほんの少量押し込むとなんとか飲み込んでくれるので、それを一日に30回くらいやっていました。少しでも食べてもらい、なんとか元気になってほしいという思いから、よかれと思ってやったことでした。まだターミナルケアに対する知識も浅く、おばあさんにはそれが苦痛になっていたことなど、まったく気づきませんでした。食事が終わるとそのおばあさんに「よく頑張りましたね」と言いながらすっかり自己満足に浸っていたのです。

「先生、はっきり言ってくださってありがとうございます。私たち現場の職員は、不安なんです。弱っていくお年寄りに何もしないことが、とても悪いことのように思えて、何かをしなければと思い込むことがあります。そのとき先生のようにはっきり言っていただくと、職員も心が定まります」

と、医師にまっすぐな気持ちを伝えることができました。

数日後、甥御さんを交えたサービス担当者会議で、今後の介護の方針を話し合いました。その席で私が、

「今のまま、食べられるものをほんの少し食べているだけだったら、体はどんどん衰弱していきます。誤嚥性肺炎を起こす危険性も高いです。そうなれば体力がないので熱が出て亡くなられるか、肺炎は免れたとしても、水気がなくなり花が枯れるようにして逝かれるかのどちらかだと思います。点滴やチューブで栄養と水分を補うことはできますが、どうしますか？」

と聞くと、甥御さんは、

「僕はこのままでいいと思います。それが叔母の寿命でしょうから。好きな物を好きなだけ食べて、熱が出て死ねるのなら、僕はそれでいいと思っています。何より、叔母がそう言っているのですから、その通りにしてやってください」

と答えました。その場にいた医師、看護師、介護主任も含めて、シヅ子さんにとってはそれがいちばんいいだろうと納得して、話し合いは終わりました。

好きな物を、ゆっくりと、食べられる量だけ

　こうして介護方針が決まり、介護職は落ち着いてシヅ子さんのケアを継続できることになりました。

　それは、牛乳に浸したカステラ、カラメル抜きのプリン、シイタケ風味の茶わん蒸し、エビのしんじょうなど、これまでシヅ子さんと過ごしてきた日々の中で見つけたシヅ子さんの好物の中から、そのときにシヅ子さんが食べたい物、おいしいと感じる物を食べてもらうということです。そのために、毎日のシヅ子さんの表情の変化をしっかり見て、手で触れて、体調と気分を確認しながら、開けにくくなった口の動きに合わせたタイミングで、ゆっくりと、飲み込める量を口に運びました。

　そして何より心がけたのが、どんなに自分の気持ちが焦っても無理はしないこと。あらゆる場面で、介護職員本人が見たシヅ子さんの表情によって判断すること。これが、シヅ子さんに対する介護方針でした。

　ところが、ノンちゃんの上司でもある介護主任が悩み始めました。

「万一シヅ子さんが誤嚥性肺炎を起こして亡くなったら、そのとき食事介助をした職員が、自分を責めてつらい思いをすることになるんじゃないだろうか。そんなことを主任として部下にさせていいんだろうか」というわけです。

若い職員の「目から鱗」の一言に教えられる

介護主任のこの思いを、フロア会議で職員に直接投げかけてみました。

「主任さん、何を悩んでるの？　好きな物を食べて肺炎を起こして亡くなるのなら、それでもいいって、それがシヅ子さんの寿命だって身内の方が言ったんでしょ。それって今まで通りのケアを続けるってことじゃないですか」

若い職員のあっけらかんとしたその一言は、まさに「目から鱗」でした。

ターミナルケアだからといって、むやみに難しく考えたり、特別に構えたりする必要はないんだな。その人らしい生活を今まで通りに続け、それを最後まで見届ければいいんだ、ということを、この職員に改めて教えられた気がしました。

その後、シヅ子さんはベッドで休む時間が長くなりました。それでも、ノンちゃんが出勤している日は手招きで呼び寄せ、ほかの人には聞き取れない声で話をしながら、穏やかに笑っていました。

厨房の職員たちは、ノンちゃんからリクエストされたシヅ子さんの好物を、そのときどきに合わせてつくり続けてくれました。その量は小鳥が食べるかのように少なくなり、食べるというより、舌にのせて味わうという感じになっていきました。

そんな日々を穏やかに過ごしていたある日、突然、シヅ子さんの下着につけていたパッドが真っ赤になっていました。

下血です。

施設の担当医は「甲状腺がんが、ほかに転移することはあまりないんだけどなあ。がん以外の病気かなあ」と首をかしげていました。

お年寄りと職員の「他人以上、身内未満」の関係

改めて、甥御さんに聞きました。

「救急車を呼びますか、病院に行きますか？」

「お願いです。ここに最後まで居させてやってください。叔母は離婚して、ひとり暮らしを始めてから、いっさいの親戚付き合いをしませんでした。死んだら自分のことは自分で始末するから、実家の墓には入らないと常々言ってました。僕がすすめればすすめるほど固辞するので、何も言えなくなりました。だから施設に入ると言い出したときには、その〝始末〟が始まったのだなと思いました」

誰にも世話にならずにひとりで生きていく、それがシヅ子さんの生き方でした。それを具体的に宣言したのが、〝実家の墓には入らない〟です。甥御さんの話では、入らない墓に参る必要はないと言って、シヅ子さんはひとり暮らしになってから、ノンちゃんと最後の墓参りをするまで、一度もお墓に参っていなかったそうです。

そして、自分の意思で施設に入居し、ノンちゃんたち職員と出会い、今の自分が本当に食べたい物、本当にしたいことを素直に表現することができました。それが「長崎カステラが食べたい」と「お墓参りに行きたい」でした。「身内だから言えないこともあったと思います。皆さんだから、言えたんでしょうね」

とは、そのことを伝えたときの甥御さんの言葉です。

お年寄りと職員は、ときに「他人以上、身内未満」の関係をもちます。シヅ子さんを、「そういう人間関係の中で最期を迎えさせたい」と、甥御さんは希望されました。

下血の理由は誰にもわかりませんでしたが、ノンちゃんたち職員は、シヅ子さん本人と甥御さんの気持ちをしっかり受け止めて、シヅ子さんとの最後の日々を過ごしました。

そして秋の彼岸の頃、シヅ子さんは静かに息をひきとりました。死亡診断書の死因は老衰と記入されました。

第8話 家族だけ、職員だけではできない介護がある

鈴木さんは長らく介護療養型病院で過ごしていたおじいさんで、そこでは肝機能不全と診断されていました。詳しい検査をすれば肝臓がんだったかもしれませんが、家族がこれ以上の検査は求めないということで、80歳のとき私たちの施設に移ってきました。

すでに血管はもろくなり、ちょっとした圧迫でも内出血するので、細い手足には赤あざ、青あざがいっぱいできていました。生活のあらゆる場面で全面的な介助が必要でしたが、職員が椅子での座位姿勢や食器の配置などを工夫すれば、スプーンを使って自分で食べ物を口に運ぶことができました。

ところが施設に来て1ヵ月ちょっと過ぎた頃には、食事をしながら「うーっ、うーっ」とうなり声が出るようになりました。手に持ったスプーンが、ど

うしても口まで届かないのです。もはや15分の座位を保つのも苦しい状態です。食べることが楽しみではなくなってしまいました。そこでサービスプランを見直し、起こしたベッドで背中を支えた姿勢で、職員がスプーンを鈴木さんの口に運ぶように、食事介助の内容を変更しました。

変更して数日後の夕食時、ゆっくりゆっくり食事介助をしていた職員が「鈴木さん！　鈴木さん！」と大声で呼びかける声が聞こえてきました。鈴木さんの状態が急変したのです。

駆けつけた看護師が血圧計をセットしながら、

「酸素持ってきて！　先生呼んで！　ああ、もういい、家族呼んで！」

と、フロアにいる職員に次々と指示を出します。もう呼吸は弱くなり、血圧は測定不能で、鈴木さんは限りなく心肺停止に近い状態でした。

呼ばれてやって来た医師が様子を見ているうちに、少し血圧が戻ってきました。ほどなくして駆けつけた三男夫妻に医師から説明がありました。

いつ急変するかわからない父を工場に連れて行きたい！

「今回は血圧が戻りましたが、いつ同じようなことが起きてもおかしくありません。今度は血圧が下がったまま戻らないかもしれませんから、そのつもりで心の準備をなさって、いつでも連絡がとれるようにしておいてください」

三男夫妻も事の重大さは十分に理解できたようでした。私は現場の責任者として次のように尋ねました。

「今先生がおっしゃったように、たいへん厳しい状態です。だからこそ、今のうちにしてあげたいこと、私たちにしてほしいこと、何かありますか？」

すると息子さんが、

「親父を工場に連れて行ってやりたいんですが……」

と言いました。

聞けば鈴木さんは中国大陸で終戦を迎え、命からがら静岡に引き上げてきたそうです。食うや食わずの暮らしを経て、たくましく電機部品を売る商売を始めました。商売は順調で人を雇うまでになり、その後は時代の勢いに乗って工場を立ち上げ、電機部品の製造を始めました。事業は見事に成功し、とても忙しかったようです。

「親父の寝てるところなんか見たことがありませんでした。働いて働いて、そしてとうとう具合が悪くなって病院に行ったんです。肝臓が悪くなっていて、このままじゃ大変なことになると医者に言われました。その前後におふくろも亡くなり、親父ははじめて弱気になったんです。オレたち兄弟3人を病院に呼び寄せ、『誰かワシの跡を継いでくれないか』と言いました。でもオレたち、そのときは何も言えなかったんです。お恥ずかしい話ですがその頃は兄弟の仲が険悪で、お互いに牽制し合っていたもんですから……。その様子を見た親父はとても悲しそうな顔をして、『もういい、お前たちには頼まない』ときっぱり言いました。

それからですよ。医者の言うことも聞かずに病院を飛び出すように退院して工場に戻り、また調子が悪くなれば病院に行き、それでも仕事が気になって病院を抜け出し……そんなことを何年か繰り返すうちにとうとう血を吐いたんです。そして意識がなくなって救急車で運ばれ、しばらく眠ったままで、目が覚めたときにはまともには喋れなくなっていました。もう救急病院で治療することはないと言われて一般病院に、そこでもそろそろと言われて療養型病院に、そしてそこでも、治療としてあえて行うことは何もないと言われてこちらに来たんです」

「連れていくなら今しかない」と言い切った看護師

その後、お兄さんたちと話し合って、工場はこの三男さんが跡を継ぐことに決めたそうです。

「兄貴たちも納得してくれて、お金も出してくれて、親父の建てた工場を、去年建て替えたんです。2階建ての真っ白い工場です。親父、それ知らないんですよ。最後にオレ、見せてやりたい……」

その工場は施設から車で45分の山の中腹にあると言います。息子さんの気持ちはわかりますが、それを聞いたときには、「ドヒャー!」とのけぞりたいような感じでした。何せ、今さっき心肺停止状態になった人ですから。

これは介護職だけではなく、看護師の協力が必要です。けれど「この状態で外出なんて非常識だ！」と言われるのではないかと思い、おそるおそる看護師に尋ねました。

「鈴木さんのご家族がね、工場を見せてあげたいんだって。車で45分かかるっていうから大変よね。明日でもいいし、来週でもいい。鈴木さんの調子のいいときに看護師さんがついて行ってくれたらいいかなあと思って……」

すると看護師は、

「明日なんて約束できませんよ！」

ときっぱり言います。それを聞いて「やっぱり無理か……」と思っていたら、彼女は続けてこう言いました。

「鈴木さんには、今しかありませんから」

すごい！　すごい！　さすが生活支援の場で働く看護師です。

彼女は「来るか来ないかわからない明日なんか誰も約束できない。連れて行くなら今しかない」と言い切ったのです。

お年寄りから昼行灯とあだ名された医師の英断

そこまで腹を括ったのなら大丈夫だと思い、私は帰ろうとしていた医師を引き留め、鈴木さんの息子さんを呼んできて、

「先ほど私にされた話をそのまま先生にしてください」

と言いました。医師は黙って息子さんの話を聞いたあとで、

「医者としては行っていただきたくないです。せっかく血圧が戻ったのですから。でも、人間としては行かせてあげたい。行きましょう」

と言ってくれました。この医師は、お年寄りが昼行灯とあだ名をつけたくらい、昼間はいつもニコニコしているだけみたいな先生です。でも「ここいちばんではいいこと言うじゃない。よかったよかった」と思っていたら、

「高口、ちょっと来い」

と、その先生が私を呼んで言いました。

「鈴木さんは車の中か工場で死ぬぞ。そのときご遺体を運ぶのはたいへんだし、死亡診断書が必要になるぞ。オレはそこまでは付き合えないからな。工場の近くに医者はいないか聞いてみなさい。いざというときには死亡診断書を書いてもらって戻ってくればいい。オレがその先生に電話で頼んでおくから」

私が三男さんの奥さんに先生から言われた通りのことを確認すると、

「おじいちゃん、死にません。大丈夫です。死ぬのはこの施設ですから」

と、もちろん根拠はないのでしょうが、はっきり言いました。

「先生、ご家族は死なないとおっしゃっています。どうしましょう」

「わかった。車の中なら呼吸停止、工場なら心肺停止ってことかな。死亡はうちの施設だ」（こんなふうに言える先生もすごい！）

作業服のおじさんたちに迎えられ、鈴木さんの目から涙が……

そんなやりとりをしているうちにストレッチャーつきのデイサービスの車も準備が整いました。施設の相談員が運転し、助手席には三男さんが座り、ストレッチャーに横たわった鈴木さん、吸引・吸痰の道具を抱えた看護師が乗り込み、介護士の若い職員が1名付き添います。後続の車には職員2名と私、そして三男さんの奥さんが一緒に乗ってくれました。

すでに夜の8時を過ぎていました。山の中の工場を目指して、すれ違う車も街灯もない真っ暗な中を、車のライトだけを頼りに蛇行しながら山道を進んでいきました。しばらくすると山の中腹の原っぱの先に白っぽい建物がボンヤリと浮かび上がってきました。その原っぱに車を停めて、エンジンの音だけが響いていました。

「とにかく、車を降りて、鈴木さんのストレッチャーを……」とそれぞれが動きはじめたとき、私たちの車の気配に気づいたのか、誰もいないと思っていた工場の右端の窓から順に、パッパッパッと電気がついたのです。あたりは急に明るくなって、横たわる鈴木さんのストレッチャーをそのままゆっくりと押しながら工場に近づくと、中からガッチャンガッチャンと大型機械の音も聞こえてきました。

そして1階の出入り口から、ブルーのつなぎの作業服を着たおじさんたちが、「こんなにたくさんの人が！」と驚くほど、大勢で出迎えてくれました。中には、すでに退職していた人も、急遽《きゅうきょ》集まってくれたそうです。

急変したのが6時半、何とか落ち着いたのが7時を過ぎた頃。そして医師の承諾をとり職員が準備を整えて出発したのが8時過ぎ、工場に着いたのは9時前です。そのわずか2時間余りの間に、三男さんは携帯電話ひとつでこれだけのおじさんたちを集めたのです。

そのおじさんたちが、ストレッチャーに横たわった鈴木さんを囲みます。

「よく帰ってきたなあ」

「久しぶりだなあ」

「オヤジさん、あんたの息子はもう大丈夫。立派に社長をやってるよ」

などと口々に声をかけました。このとき鈴木さんはすでに痛覚さえないくらい弱っていたはずですが、目の端から涙が流れました。

「ええっ、鈴木さん聞こえるんだ！」

若い介護職員が驚きました。するとベテラン看護師が教えます。

「そうだよ。どんなに弱られていても最後まで耳は聞こえるんだよ。だから重度のお年寄りほど声かけ、言葉かけが大事なんだよ」

そうして三男さんの奥さんが言った通り、鈴木さんは無事施設に戻ってきました。私は内心ほっとした気持ちでいっぱいでした。

親父が自分の力をひとりで使い切るのを見届けたい

家族はいったん帰宅し、翌日の朝早く、再び施設に来てくれました。三男さんは工場への出勤前だったのでしょう。つなぎの作業服姿で、今後の鈴木さんのケアをみんなで考えるためのサービス担当者会議に参加してくれました。

「昨日はお疲れさまでした。お父さまに会われましたか?」

「今会ってきましたけど、眠っているんだか起きてるんだか、なんだか夢うつつのような顔をしてますよ」

「そうですね。今の鈴木さんの状態を傾眠レベルと言います。こうなるともう口から水分や栄養をとるのが難しいので、鼻から細い管を入れたり、おなかに穴を開けてそこから管を通したりする方法がありますが、どうされますか？チューブを入れますか？」

私は息子さんに、そう尋ねました。

「そのチューブを入れなければ、親父はどうなりますか？」

その場にいた看護師やベテランの介護職員たちが一瞬、顔を見合わせる中で、ケアマネジャーが静かに言いました。

「チューブを入れなければ、お父さまの体の中にある水分と栄養を全部使い果たしたときに、お父さまは逝かれることになります」

息子さんはそのケアマネジャーの顔をじっと見て、

「ということは、今自分の体の中にある水気と栄養を親父ひとりで全部使い切ったら、親父は死ぬってことですね」

「そうです」

話し合いの場が和室でしたので、息子さんは畳の上に正座し、自分の膝頭に両手の握りこぶしを置いたまましばらくじっと考え、きっぱりと言いました。

「チューブは入れないでください。親父はそうやって生きてきた男ですから。なんだってかんだって自分ひとりで決めて、ひとりでやり通してきた。それがうちの親父ですから、ひとりで生き抜かせてやってください。チューブは入れないでください。親父が自分の力を自分ひとりで全部使い切るのを、オレは見届けたいです」

言い終えるや、膝に置いた握りこぶしが少し震えて、嗚咽《おえつ》を漏らしました。男泣きというのはこのことでしょうか。このとき、息子さんの気持ちに応えたいと、その場にいた職員たちの意識がスッとひとつにまとまったのが見えたかのようでした。

「お風呂に入れてほしい」の難題に、困惑する介護主任

すると、それまで息子さんのそばで一部始終を穏やかに聞いていた奥さんが、

「もうひとついいかしら」

と口を開きました。

「ここ2～3日、血圧が下がったり上がったりでお風呂に入ってないじゃないですか。おじいちゃんはきれい好きなので、最後にお風呂、入れてほしいんですけど……」

内心では「ドヒャー、またしても難題……」と思いましたが、

「わかりました。前向きに検討させてください」

とひとまず答えました。鈴木さんがいる3階の介護主任が、私の横で不安そうな顔をして、

「どうするんですか？」

と聞いてきます。

「どうするって、主任であるあなたが決めなきゃ。まず職員たちの意見を聞きなさい」

介護主任はなおも不安そうでしたが、とりあえずその日出勤していた職員に

聞いてみました。まず看護師が、

「私、いやだからね。手と足、見たでしょう。パンパンにむくんでる。おなかもぽっこりして腹水が相当溜まってるよ。おそらく胸水も溜まってるはず。つまりね、いまの鈴木さんはギリギリで生きてるの。そんな人をなんで、体に負担のかかるお風呂に入れなきゃいけないの」

と即座に答えました。昨日工場に付き添ったもうひとりの看護師は、

「昨日無事に帰ってきたんだから、ほかに何を恐がることがあるの。ご家族が望んだことなんだから、それに応えるのがプロでしょ。私、お風呂に入れたい」

と、同じ看護師でも意見は正反対です。

一方、新人の介護職員は、まるで他人事《ひとごと》のようで、何を聞かれているのかもピンとこない様子でした。

介護の考え方はさまざま、でも仕事として行う介護はひとつ

介護主任はますます困惑し、

「どうすればいいんでしょう。髙口さん、決めてください」

とすがるように言いました。

この介護主任は、まだわかっていませんでした。介護は、人の生き方に通じる人との関わりそのものです。だから、介護を考えるとき、その職員の人としての生き方そのものが反映されます。生き方がいろいろあるように、介護の考え方もいろいろあるでしょう。ときには、職員全員の考え方が違うこともあります。違っていいのです。その違う考え方が、のびのび表現される現場であることが大切なのです。しかし、どんなにのびのび表現され、さまざまな意見が出されたとしても、仕事として行う介護は、ひとつです。これを決めるのが現場の介護リーダーです。

「鈴木さんは3階のお年寄りでしょ。3階の介護主任はあなたなの。主任が真剣に聞いたから、職員は一所懸命考えて、いろんな意見を出してくれた。それ

は大切にしなければならないけれど、介護はひとつ、あなたが決めるんですよ。ここで決められなければ主任なんかいらないから」

私がここまで言っても、介護主任はまだ泣きそうな顔をして迷っています。

三男さんの奥さんに事情を伝えると、

「たいへんなことを頼んじゃったのかしら。ごめんなさいね。いいのよ、あんまり気にしないで……。明日にしましょう」

と、まったく動じていません。「大した奥さんだな」と思いました。

ご遺体となった鈴木さんの最後の入浴

けれど、「明日のお風呂」はかないませんでした。一夜明けた次の日の昼頃、鈴木さんは血圧がストーンと下がり、今度は戻りませんでした。

「おじいちゃーん」

「オヤジー」

「鈴木さーん」

３人の息子さんとお孫さんたち、そのほかの家族の皆さん、そして職員たちも鈴木さんを取り囲み、みんなが泣きました。中でもいちばん泣いたのが３階の介護主任でした。

「ごめんなさい……私、主任のくせに何も決められなかった……本当にごめんなさい」

そこに新人の介護職員がやってきて尋ねました。

「主任さん、どうしてそんなに泣いてるの？」

「お風呂、間に合わなかった……」

「なーんだ、お風呂のことで泣いてるのか。だったら今から入ればいいじゃん」

「えっ、今から……」

あ、そうかという感じで、その一言からお風呂にお湯が張られ、ご遺体となった鈴木さんがストレッチャーで移動してきました。看護師と三男さんの奥さんとで服を脱がせ、お風呂場には若い介護職員と作業療法士、そして三男さんが待っていました。介護職員が鈴木さんの体をとてもていねいに洗います。作業療法士は生身の体は上手に介助できても、さすがにご遺体の支え方までは学校で教わっていないらしく、ちょっと苦労していました。いちばん喜んでいたのは三男さんです。

「温かいか？　気持ちいいか？」

「久しぶりだなあ、親父と一緒に風呂に入るなんて……」

と、ずっと鈴木さんに話しかけていました。

そして、お湯から上がってきれいになった鈴木さんに、この息子さんが用意した鈴木さんお気に入りの服を着てもらい、ご遺体は施設の正面玄関から自宅に帰っていきます。迎えに来た車に、ストレッチャーに横たわったまま乗り込む鈴木さんを、両脇に並んだ職員が頭を下げて見送りました。

お通夜や葬儀には、私たちも招かれました。その席で三男さんの奥さんに、

「家族だけではできない介護でした。本当にありがとうございました」

と、言葉をかけてもらいました。そして施設に帰ると、留守を守っていた職

員たちが私たちを迎えて言いました。

「たいへんでしたけど、職員だけではできない介護でしたね」

私たちは鈴木さんとその家族から、大切なことを教えてもらいました。職員だけではできない、家族だけではできない介護があるということを。そして、私たちがこの先目指すべき介護の形がひとつ明確になりました。

現場の本音 6

食事をめぐる選択と誤嚥性肺炎のリスク

食べるという行為は、「食べたい」という行動動機がなければ成り立ちません。高齢になって咀嚼・嚥下の運動機能が衰え、食欲が減退してしまったお年寄りの「食べたい」という行動動機を引き起こすのは、「この人に元気でいてほしい。だから食べてもらいたい」という気持ちです。

介護の現場では、「この人が食べると私もうれしい」「この人が元気だから私も元気になれる」という、人と人との相互性がとても重要です。ロボットには動作を助ける介助はできても、人の力を引き出す介護はできないというのは、お年寄りとロボットのあいだには、相互性を育むことができないと考えられるからです。

私たち介護職員は、お年寄りに食べてもらいたいという気持ちを伝えるために、その人の好物を聞き出し、喜んでくれるかなと思いながら用意したり、気分を変えようと、一緒にワクワクしながら回転寿司を食べに行ってみたり、クッションの当て方を工夫して食べる姿勢を整えたり、意識を覚醒してもらうために声をかけたり、歌ってみたり踊ってみたり……と、ありとあらゆる手立てを尽くします。

そうして気持ちを伝えきったときに、それまでまったく食べようとしなかった人が、ほんの少しだけ食べてくれたとか、これだけはよく食べてくれた、といった行動を引き出すことができます。

あるとき、病院で咀嚼・嚥下機能廃絶と診断されたおじいさんが私たちの施設に入居してきました。診断はどうあれ職員たちはあの手この手で食べてもらおうとします。おじいさんはなかなか食べようとしませんでしたが、ある日職員のひとりが、「寒いねえ。こんな日は熱々のラーメンを食べたいねえ」と話しかけると、「ラーメン、食いたい」とつぶやいたのです。

「今、この瞬間の食べたい気持ちが大事！」と、職員はスタッフの詰め所に走り、夜勤の職員が夜食用に買っておいたカップ麺にお湯を入れておじいさんの部屋に持参しました。するとこのおじいさんは、職員が用意したカップ麺を、チュルチュルッとおいしそうに食べてくれたのです。麺をすすることは、咀嚼・嚥下の運動のなかでもかなり難しい動作です。「この人に食べてほしい」という気持ちが伝わり、環境が整えば、ときにはこんな力を引き出すこともできます。

そんな日々を積み重ねるうちに、その人がいよいよ本当に食べられなくなる時期がやってきます。このとき鼻腔栄養や胃瘻などの経管栄養にするのか、最後まで口から食べること（経口摂取）にこだわるのか、それを決めるのは本人や家族です。けれどその前段階で、職員がていねいな食事介助を行い、なんとか食べてもらうために手立てを尽くしたかどうかは極めて重要だと思います。

その段階を経ていれば、本人と家族はどの選択であれ納得して受け入れることができます。

経口摂取を選択した場合は、相当な割合で誤嚥性肺炎（69ページ）を引き起こし、それによって亡くなる人もいます。体力や免疫力が衰えたお年寄りは、食べ物だけでなく唾液が肺に入って誤嚥性肺炎が起きることもあります。だからといって安易に誤嚥性肺炎を起こしていいというつもりもないし、逆に絶対に起こしてはならないから、少しでもリスクがあるなら経管栄養にすべきだというつもりも、もちろんありません。

一方的な観察の結果として、利用者本位ではない経管栄養は実施しない。無関心と注意不足の中で安直に誤嚥性肺炎を引き起こしてはならない。この2点を介護の姿勢として、職員たちは今日も食事介助をしています。

現場の本音 7

最後の入浴介助

私たちが大切にしている介護の原則は、「寝たきりにしない・させない」「今までの生活習慣を大事にする」「もてる力を最大限に活かす」の3点です。

これを入浴に当てはめてみると、「寝たままの姿勢ではなく、起きて座って入浴すること」「ひとりにひとつの浴槽であること」が重要だと考え、私たちの施設では、お風呂を個別浴槽の設計にしました。

両手両足が麻痺して動かない人、関節が固まっている人、明日亡くなっても不思議ではないほど弱っている人……さまざまな状態の人に最後まで普通のお風呂＝個浴に入ってもらうために、私たち介護職は心をくだきます。

まず、「この人に気持ちのいいお風呂に入ってもらいたい」と、自分が思うことから始まります。そして、より安全により快適に入浴してもらうための介助を練習します。その人の状態に応じて、介助しながら一緒に浴槽に入る場合もあれば、浴槽の外から介助する場合、声かけと見守りだけの場合など、介助の方法はさまざまです。

お年寄りと介護職員が一緒にお風呂に入ったときのお年寄りの表情を見ると、「あたたかいよ」「気持ちいいよ」「さっぱりした」ということが伝わってきます。そしてそのとき、お年寄りと職員は同じ「今」を体験しました。「今、あたたかい」「今、気持ちいい」「今、さっぱりした」。これが「今を一緒に生きている」ということです。

この人のために、自分が介助のしかたを勉強し、練習し、どうしていいかわからないときには仲間と何度も話し合いながら、お年寄りと一緒につくった「今」がここにあります。その「今」を日々積み重ねていった先に、お年寄りがいよいよ亡くなられるときが訪れます。

ともに生きてきた人が、今、遠くに行こうとしている。介護職員は、その事実を前にして涙を流します。そして、「もう一度、一緒にお風呂に入ろうよ」と、泣きながら言います。

ご臨終の場面を家族と職員が共有したあと、「お風呂は希望されますか」と、亡くなられた人の家族に、私たちは聞きます。ほとんどの家族は、「それはうれしい。きれいにしてやってください」と言われます。

お年寄りにとっては、人生最後の入浴です。職員にとっては、この人に対する最後の入浴介助となります。

希望されれば、ご本人、職員、家族の三者で入浴します。一緒に入浴する家族は、すでにご遺体となられているお年寄りに、生きていたときと同じように話しかけます。

「久しぶりだね、一緒にお風呂なんて」

「あったかいい？　気持ちいいい？」

「ああ、さっぱりして、きれいになったね」

と、穏やかな落ち着いた表情でゆっくりと話し、まるで会話をしているかのようです。

年をとった、それも体の不自由な親とゆっくりお風呂に入ることは、皆さんあまりありません。生前してあげられなかったことのひとつである「一緒にお風呂に入る」ことで、「親に対して十分なことができなかった」と思っている家族が、その思いから少し解放されていくような表情になります。

そして、お風呂から上がってきたお年寄りに、家族と職員が一緒になって、その人が好きだった服を着ていただきます。中には、ご本人から「私が死んだときは、この着物を着せてね」と言われた着物を持参する人もいます。

不思議ですが、亡くなられたお年寄りは、ゆっくりお湯に浸かると顔の色が少し明るくなり、表情が柔和になります。好きな服を着て、その穏やかな顔に薄く化粧をすると、本当にきれいになります。

「まあ、おばあちゃん、こんなに美人だった」

「お父さん、かっこいいね」

と、ときには歓声が上がることもあります。ご遺体と一緒にピースサインで写真を撮られる家族もいて、なんともいえない温かい雰囲気に包まれます。

「天寿を全うする」「順番を違《たが》えず見送る」ということは、やはりありがたいことだと感じられるひとときです。大往生には、お風呂がよく似合います。

私は、この看取ったあとの入浴を20年以上続けてきました。いろいろな意見があるとは思いますが、ご遺体を傷めたり、このことで家族から苦情がきたりしたことはありません。お風呂から上がって、きれいになって、さっぱりしたお年寄りに話しかけながら、家族は、長く続いた介護と、親子として過ごしたこれまでの日々を整理されているようです（もちろん強制ではないので、最後の入浴を希望しない家族もいらっしゃいます）。

職員も「最後の入浴介助」をすることで、その人の介護に区切りをつけ、新しい出会いと次なる介護に向き合うことができます。

「亡くなった人（＝死体）と一緒に入浴するなんて！」と、介護や看取りを体験されたことのない人は感じるかもしれません。でも私たちにとって、ご遺体は〝死体〟ではありません。今日まで一緒に暮らし、ともに生きていた、大好きなおばあちゃん、大切なおじいちゃんの最後の体、最後の形です。

家族も私たちも、「死」をもって形を失うことになります。けれど、お年寄りの形＝体を失うことを体験して、子どもたちはこの先、親から受け継いだ形無きものを守り、大切にして生きていきます。職員たちは、お年寄りとともに築き、教えてもらった形無きものを、自分の自信や誇り、あるいはこだわりとして、仕事としての介護を続けていきます。

最後の入浴介助は、私たちが大切にしている介護のひとつです。

おわりに

介護の現場には、若い人もやってきます。思春期や反抗期と呼ばれる年頃の学生が「介護実習」で訪れるのも、そのひとつです。学生は「施設に入居するということは、社会と隔絶された社会的死を体験されることになるのですよね」と、平気な顔をして質問してきます。

「死を敗北のように表現したり、とらえたりする習性は気をつけたほうがいい」

と私は前置きしてから答えます。

「これから成長しながら〝社会〟に挑むように関わっていく君たちの大変さと、いわゆる現役を退き、〝社会〟との関わりが年をとることで変化していく高齢者の大変さでは、その中身が違います。高齢者ならではの大変さをサポートし、社会や家族の一員としての役割を果たしてなお、ただひとりの人間として自分らしく生きて、死んでいくのを見届けるのが介護の仕事です」

そう答えると「死を見届ける」ことも介護なのかと、学生は興味を示します。

「それって、孤独死にしないために、介護が関わって自然死や平穏死にすることですよね」

最新の世の中の傾向を情報として得ているのでしょう。よく勉強しているなと感じながらも、こうあからさまに死の種類を決めつけられると、妙な感じがしてきます。

なんと説明したらいいのだろう……。ここで私はいつも口ごもってしまいます。

生活支援の場で人が死ぬことを、介護職たちは随分前から見届け、支えていました。しかし、それを語ることはほとんどしてきませんでした。一人ひとりの死はとても個性的で、ひとつとして同じ死はなかったので、唯一無二の体験として、そこにいた者以外わかるはずもないし、わかってもらいたいとも思っていなかったのかもしれません。

また、介護職が看取った人の死を語るときには、当事者としての思いが強くなりがちで、「熱意ある美談」に終始し、それ以上の広がりをもちにくい側面があります。

しかし最近では、『「平穏死」のすすめ　口から食べられなくなったらどうしますか』（講談社文庫）など平穏死について書かれた石飛幸三先生（特別養護老人ホーム常勤医）のように、現場で死亡を確認する立場の医師が、施設で迎える穏やかな死のあり方に価値を見出し、それを積極的に発言されるようになりました。こうした医師が一般性をもって体験を語ることで、生活支援の場で人の死を看取ることが承認され、今後はその広がりが予想されます。

それはとても大切なことです。病院以外の施設で人が死ぬことが社会的に一般化する流れができてくると、次に問われるのは、その死が関わる人の思いの中にある自然死なのか、無関心の中にある衰弱死なのかということでしょう。そのときに、介護職としての私が口ごもることのないように、今、私たちが行っているターミナルケアを言葉にしました。

人は誰でも死にます。その死が、手順通り、一方的に処理されるだけのものだったのか、そこに本当の意味でのケアはあったのかを問うために、介護職こそが「死を伝えなければならない」と思いました。

最後まで読んでいただきありがとうございます。

平成28年10月

髙口光子

| 著者 | 高口光子（たかぐち・みつこ）
理学療法士・介護支援専門員・介護福祉士
現：介護アドバイザー／「元気がでる介護研究所」代表
公式フェイスブック：https://www.facebook.com/高口光子-445012292362959/?fref=ts
高知医療学院を卒業後、理学療法士として福岡の病院に勤務するも、老人医療の現実と矛盾を知る。より生活に密着した介護を求め、特別養護老人ホームに介護職として勤務。介護部長、デイサービスセンター長、在宅部長を歴任した後、2002年４月より静岡の医療法人財団百葉の会・法人事務局企画教育推進室室長及び生活リハビリ推進室室長を兼務する傍ら、介護アドバイザーとして全国を飛び回る。2006年に老健「鶴舞乃城」の立ち上げに携わり、翌年４月に看介護部長となる。2012年５月には新規の老健「星のしずく」の立ち上げに携わり、看介護部長を兼任する。2022年４月「元気がでる介護研究所」を設立し代表となる。より自由な立場で「介護現場を良くしたい」の一念にて、現場改善、人材育成などの研修・講演活動、介護相談・コンサルティングを継続している。

生活《せいかつ》支援《しえん》の場《ば》のターミナルケア
介護《かいご》施設《しせつ》で死《し》ぬということ　　介護ライブラリー

2016年 11 月 10 日　第１刷発行
2024年 11 月 １ 日　第７刷発行

著　者　高口光子《たかぐちみつこ》
発行者　篠木和久
発行所　株式会社講談社
東京都文京区音羽二丁目 12－21　郵便番号 112－8001
電話番号　編集　03－5395－3560
販売　03－5395－5817
業務　03－5395－3615
印刷所　株式会社新藤慶昌堂
製本所　株式会社若林製本工場

ISBN978-4-06-282474-3
N. D. C. 369.26　223p　19cm